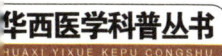

科学抗癌

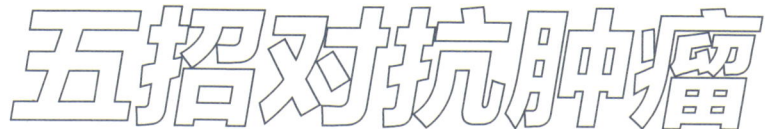

主 编 王 辛 许辉琼

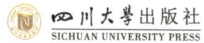

图书在版编目（CIP）数据

科学抗癌：五招对抗肿瘤 / 王辛，许辉琼主编.
成都 ：四川大学出版社，2025. 1. --（华西医学科普丛书）. -- ISBN 978-7-5690-7646-2

Ⅰ．R73-49

中国国家版本馆CIP数据核字第2025YV7275号

| 书　　名：科学抗癌：五招对抗肿瘤
Kexue Kang'ai: Wu Zhao Duikang Zhongliu
主　　编：王　辛　许辉琼
丛 书 名：华西医学科普丛书

丛书策划：侯宏虹　周　艳
选题策划：倪德君　胡晓燕
责任编辑：倪德君
责任校对：张　澄
装帧设计：李　沐
责任印制：李金兰

出版发行：四川大学出版社有限责任公司
　　　　　地址：成都市一环路南一段24号（610065）
　　　　　电话：（028）85408311（发行部）、85400276（总编室）
　　　　　电子邮箱：scupress@vip.163.com
　　　　　网址：https://press.scu.edu.cn
印前制作：四川胜翔数码印务设计有限公司
印刷装订：成都市新都华兴印务有限公司

成品尺寸：145mm×210mm
印　　张：5.75
字　　数：124千字

版　　次：2025年4月　第1版
印　　次：2025年4月　第1次印刷
定　　价：46.00元

本社图书如有印装质量问题，请联系发行部调换

版权所有 ◆ **侵权必究**

扫码获取数字资源

四川大学出版社
微信公众号

编委会

主　编：王　辛　许辉琼
副主编：王　欣　雷宁静　李丹景　陈　烨
　　　　何建萍　曹　丹　朱　青
编　委：高　丽　杨　璐　雷　舒　屠婧婕
　　　　成　科　代昕雨　赵　岗　朱　洪
　　　　李晓芬　尹欢欢　陆发承　任　敏
　　　　文　凤　代瑞红　郭文浩　徐焕基
　　　　叶　迪　周科汛　易　成　马　骥
　　　　杨　茜　赵娅琴　罗文静　沈梦蝶
　　　　蔡雪彬　曾丽娟　叶小翠　李　燕

前 言

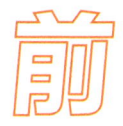

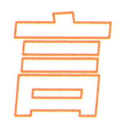

肿瘤作为影响人类公共卫生安全的重大疾病之一，严重影响着人们的健康。随着我国人口老龄化的持续加剧、生态环境和生活方式的改变，肿瘤的发病率、死亡率呈现上升趋势。

对于大多数人而言，恶性肿瘤似乎与不治之症画上了等号。一旦确诊恶性肿瘤，就等同于被宣判了死亡。其实，早在2006年，世界卫生组织就将恶性肿瘤定义为可以调控、治疗，甚至治愈的慢性病，指出其可以像糖尿病、高血压一样，作为一种慢性病进行管理。

本书围绕肿瘤"防筛诊治康"的全程管理，结合近期研究进展，从"肿瘤预防，主动出击""肿瘤筛查，洞察先机""早期诊断，见微知著""肿瘤治疗，科学作战""肿瘤康复，持之以恒"五大板块，就常见肿瘤的预防、筛查、诊断、治疗、康复等问题做出解答，以普及科学防癌的理念，帮助大家建立健康生活方式，实现对肿瘤的有效防控，进一步为肿瘤的慢病化管理加油赋能。

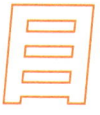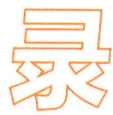

第一招　肿瘤预防，主动出击
　　一、从认识肿瘤开始......................................002
　　二、了解肿瘤的危害：流行病学..................008
　　三、预防肿瘤可以这么做..............................012

第二招　肿瘤筛查，洞察先机
　　一、认识肿瘤筛查..022
　　二、肿瘤的自我识别......................................025
　　三、肿瘤筛查项目..032
　　四、十大常见癌症的高危人群及其筛查建议......044
　　五、发现结节不要慌......................................052

第三招　早期诊断，见微知著
　　一、诊断流程..056
　　二、辅助检查：为肿瘤诊断提供线索..........058
　　三、确诊依据：如何确定患了肿瘤..............062
　　四、分期：明确肿瘤的进展情况..................066

第四招　肿瘤治疗，科学作战

一、精准打击：肿瘤的局部治疗策略......070

二、系统作战：肿瘤的全身治疗方法......083

三、协同作战：肿瘤的综合治疗......094

四、科学探索：肿瘤治疗的临床研究......096

五、答疑解惑：那些关于肿瘤治疗的疑问......101

第五招　肿瘤康复，持之以恒

一、复查与随访：监测肿瘤的哨兵......108

二、饮食与营养：重建身体的基石......112

三、运动与康复：恢复活力的阶梯......121

四、居家护理：提高生活质量的基石......130

五、心理康复：重建康复之路的内在力量......171

第一招

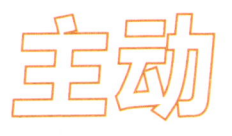

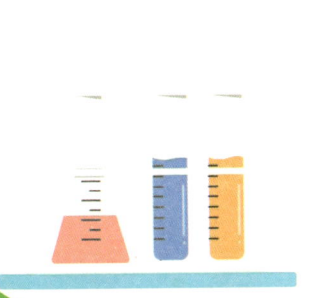

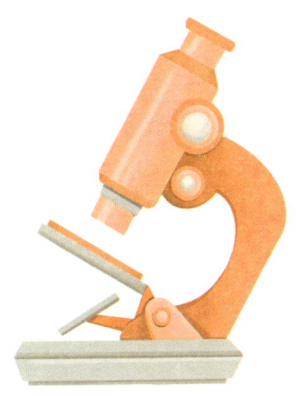

肿瘤预防，主动出击

一、从认识肿瘤开始

（一）什么是肿瘤？

肿瘤是在各种致癌因素作用下，机体失去对部分细胞的正常调控而导致的细胞异常增殖形成的新生物。

人类的身体由无数的细胞组成，通常情况下，这些细胞会按照一定的规律生长和凋亡，也会不断产生新细胞，机体有一个精密的系统来调节这个过程。但有时候，这个过程会发生错误，有些细胞没有按照正常的规律生长和凋亡，细胞形成了异常增殖的小团块，也就是我们熟知的肿瘤。

（二）肿瘤的分类

肿瘤可以根据性质（良性或恶性）、组织起源（最初来自哪个组织）及发生部位来进行分类。

1.根据性质分类

1）良性肿瘤：良性肿瘤细胞生长得慢，通常不会向身体其他部位扩散，通过各种治疗措施把它们除去后，通常也不会再长出来。比如常见的脂肪瘤，通常不会引发严重的问题。

2）恶性肿瘤：恶性肿瘤细胞生长得很快，而且很有可能会到身体的其他地方"旅行"，这个过程称为转移。恶性肿瘤就是我们通常所说的癌症，如乳腺癌、肺癌，它们不仅生长速度快，而且有可能会影响身体的其他部分，治疗起来也比较复杂。

3）交界性肿瘤：组织形态和生物学行为介于良性与恶性之间的肿瘤，如卵巢交界性肿瘤等。

2.根据组织起源分类

肿瘤还可以根据它们起源的组织类型进行分类。这一分类对于确定肿瘤的治疗方案和预后至关重要。

肿瘤根据组织起源分类见表1。

表1 肿瘤根据组织起源分类

肿瘤类型	组织起源	举例
上皮性肿瘤	体表、腺体或内腔的上皮细胞	腺癌、鳞癌、腺鳞癌等
间叶性肿瘤	如骨骼、肌肉、脂肪和神经组织	骨肉瘤、横纹肌肉瘤、平滑肌肉瘤、脂肪肉瘤、神经纤维肉瘤等
神经组织肿瘤	大脑和脊髓的神经细胞或神经胶质细胞	胶质母细胞瘤、神经母细胞瘤等
淋巴造血细胞肿瘤	淋巴组织或造血细胞	各种类型的白血病和恶性淋巴瘤
生殖细胞肿瘤	睾丸、卵巢或胚胎残留生殖细胞	畸胎瘤、精卵细胞瘤等
其他特殊类型		黑色素瘤、间皮瘤等
混合型与未分化肿瘤		如癌肉瘤，未分化瘤等

3.根据发生部位分类

根据肿瘤发生在身体的不同组织或器官部位,可以分为实体肿瘤和血液肿瘤。绝大部分实体肿瘤发生在如乳腺、肺部、肝脏等实体器官中。实体肿瘤的特点是在特定的组织或器官内形成小团块。血液肿瘤则不同,它们影响的是生成血细胞的骨髓及血液本身。由于血液遍布全身,血液肿瘤通常不形成小团块,而是以异常增殖的细胞形式存在于血液和骨髓中。血液肿瘤的典型例子包括白血病、淋巴瘤和骨髓增殖性肿瘤。

根据发生部位分类,肿瘤也可具体分为肺癌、肝癌、乳腺癌、甲状腺癌等。

(三)肿瘤和癌症是一回事吗?

肿瘤和癌症常常被人们混为一谈,但它们实际上是两个不同的概念。肿瘤包括了良性肿瘤和恶性肿瘤(相关概念在前面已经介绍过了),而癌症则专指那些具有侵袭性和转移性的恶性肿瘤。

癌细胞在体内增殖失控,具有侵袭性和转移性。它们可以破坏周围的组织和器官,并通过血液循环或淋巴系统扩散到身体的其他部位,形成远处转移灶。这就是人们通常所说的癌症。癌症的扩散和转移是癌症患者面临的最大挑战,因为这些转移的癌细胞难以通过手术完全清除,通常需要采取化疗、放疗等多种治疗手段来控制病情。

对肿瘤和癌症做出区别,在诊断和治疗中具有重要意义。医生需要根据肿瘤的性质（良性或恶性）和分期，制定合适的治疗方案，以最大限度地提高患者的生存率和生活质量。

（四）癌和肉瘤是一回事吗？

癌和肉瘤都属于恶性肿瘤，但是它们的组织起源不同，癌的发病率远高于肉瘤。来源于皮肤、黏膜等这些地方上皮组织的恶性肿瘤，我们称之为"癌"，如常见的肺鳞癌、肺腺癌、肠腺癌、尿路上皮癌等。肉瘤则是来源于间叶组织的另一类恶性肿瘤，如脂肪肉瘤、骨肉瘤等。

（五）命名为"某某瘤"就都是良性的吗？

多数的良性肿瘤都是以"某某瘤"命名，如脂肪瘤、血管瘤、平滑肌瘤，这些都是良性的。但也有例外，如胶质瘤、恶性黑色素瘤、视网膜母细胞瘤等，这些都是恶性肿瘤。所以，以"某某瘤"命名的肿瘤也有可能是恶性的。

（六）结节、囊肿、息肉、肿瘤有什么不同？

1.结节

结节是在组织中形成的实心的小肿块，可以出现在不同的身体部位，如肺部、皮肤、甲状腺等。导致结节形成的原因有很多,如炎症、感染等。大部分结节是良性的。

2.囊肿

囊肿是袋状结构,这个小袋子里面通常充满了液体或者半固体物质。囊肿可以长在身体的任何部位,大多数是良性的,只是单纯地异常生长,不会对身体造成严重危害。

3.息肉

息肉是从黏膜表面突起的生长物,常见于肠道(比如结肠),有时也会出现在鼻腔或子宫内。息肉大多数是良性的,但有的类型,特别是结肠息肉,可能会随时间发展成为癌症,可以通过微创、激光、电凝等方式处理。

4.肿瘤

肿瘤是细胞异常增殖而形成的新生物,可分为良性和恶性两大类。

结节、囊肿、息肉和肿瘤的区分见表2。

表2 结节、囊肿、息肉和肿瘤的区分

类型	病因	症状	发病位置	治疗方法
结节	炎症、感染等	局部皮肤出现肿物,可能伴有疼痛	身体的任何部位	日常调理、药物治疗、手术治疗

续表

类型	病因	症状	发病位置	治疗方法
囊肿	先天性因素、遗传因素、感染和不健康的饮食习惯等	食欲减退、排尿异常、腹部包块和瘫痪等	身体的任何部位	小且无症状的囊肿一般无需处理；如果囊肿过大、过多或位置特殊引起症状，则需要治疗，包括用药物缓解不适症状、穿刺抽液、手术治疗、中医治疗等
息肉	遗传和感染等，也可能源于单纯的增生或炎症	腹胀、听力下降、声音嘶哑和阴道少量出血等	肠道、鼻腔、咽喉、子宫等部位	需要在医生的指导下进行手术切除病灶
肿瘤	原癌基因激活、抑癌基因失活，以及多种基因异常累积等	肿块、疼痛、破裂出血等	可发生于多种器官，如肺、胃肠道、皮肤等	手术、化疗、放疗等多种手段治疗

（七）什么是癌前病变？

癌前病变指某些疾病或病变存在癌变的风险，但本身并不是癌症。在某些因素刺激下或者如果不积极治疗，癌前病变可能会发展成癌症，但并非所有癌前病变都会演变成癌症。

常见的癌前病变包括交界痣、黏膜白斑、慢性萎缩性胃炎、结直肠的多发性腺瘤性息肉等。需要注意的是，癌前病变并不是癌症的早期阶段，也不是所有癌前病变都会发展成癌症，因此不应将癌前病变与癌症等同起来。

对于癌前病变，及时发现和治疗是非常重要的，可以在一定程度上控制癌症风险，防止其发展成癌症。同时，应保持乐观的心态，避免过度紧张，以免影响免疫功能和疾病的治疗效果。

二、了解肿瘤的危害：流行病学

（一）我国癌症发生率和死亡率

根据国家癌症中心发布的"2022年中国癌症疾病负担情况"，2022年我国癌症新发病例约482.47万，男性发病率209.61/10万，女性发病率197.03/10万。新增癌症死亡病例约257.42万，男性死亡率127.49/10万，女性死亡率67.81/10万。肺癌是我国第一大癌，发病率、死亡率均居于榜首。

按性别来看，导致男性患者死亡的主要类型为肺癌、肝癌、胃癌、结直肠癌和食管癌，而导致女性患者死亡的主要类型为肺癌、结直肠癌、肝癌、胃癌和乳腺癌。

此外，城乡之间的癌症发病和死亡情况也存在差异。城市地区的发病率略高于农村地区，而死亡率农村地区略高于城市地区，表明农村地区的癌症患者生存状况较差。

（二）肿瘤发病呈现年轻化了吗？

早发型癌症通常指发病年龄在50岁以下人群的癌症，在整体人口老龄化的背景下，我国癌症患者出现年轻化与老龄化并存的局面。

根据国家癌症中心发布的"2022年中国癌症疾病负担情况"，45岁以下人群的癌症发病率有了显著增长，尤其是20岁以上的人群，癌症发病率显著上升。这表明，与过去相比，癌症的发病年龄正在年轻化。有研究显示，年龄小于50岁的人群，发病率呈上升趋势的癌症类型包括乳腺癌、大肠癌、子宫内膜癌、食管癌、头颈癌、肾癌、多发性骨髓瘤、胰腺癌、肝癌、前列腺癌、胃癌、甲状腺癌。

癌症年轻化已经成为一个不容忽视的问题。这种趋势可能与现代生活方式、环境、饮食习惯等多种因素有关。因此，我们需要加强对年轻人的健康教育和癌症预防工作，提高早发型癌症的诊断率和治愈率，降低癌症对年轻人健康的影响。

（三）年龄与肿瘤有什么关系？

根据国家癌症中心发布的"2022年中国癌症疾病负担情况"，全癌种发病率在0～34岁年龄组相对较低，从35～39岁年龄组开始显著增加，在80～84岁年龄组达到峰值，年龄与患癌呈正相关关系。这主要是因为身体老化后，免疫功能下降，细胞变异容易不受控制。此外，免疫功能下降也使得机体清除癌细胞的能力减弱，从而增加了患癌的风险。

（四）肿瘤会遗传吗？

肿瘤的发生与遗传确实存在一定的关联，但这并不意味着肿瘤一定会遗传给下一代。

绝大多数的肿瘤是遗传因素与环境因素共同作用的结果。后天因素导致的基因突变，常被称为获得性基因突变，通常不会遗传给子女，可通过合理饮食、保持健康生活方式、远离致癌因素等降低患癌风险。

一些家族中某些肿瘤的高发生率常见于特定类型，如家族性肠息肉病导致的结直肠肿瘤、视网膜母细胞瘤、肺部肿瘤、卵巢肿瘤和胃部肿瘤等。这种家族倾向并非直接遗传肿瘤本身，而是遗传了对致癌因素的易感性和倾向性，即个体在相同环境下更易发生肿瘤。例如，*BRCA*基因（一种直接与遗传性乳腺癌有关的基因）突变显著增加了携带者患乳腺癌和卵巢癌的风险，这种突变是导致遗传性乳腺癌-卵巢癌综合征的主要原因之一。携带*BRCA*基因突变的女性，为乳腺癌和卵巢癌高危人群。此外，*TP*53基因（一种重要的抑癌基因）突变也与多种肿瘤的发生密切相关，如软组织肉瘤、骨肉瘤等，携带此突变的个体可能面临多种癌症的威胁。

对于遗传性肿瘤基因突变的个体，及时进行遗传咨询和基因检测至关重要。通过遗传咨询，可以了解家族遗传史、评估肿瘤风险，并制定相应的预防措施。基因检测则可以确定个体是否携带特定的突变基因，为早期诊断和治疗提供指导。

总之，遗传性肿瘤基因突变是导致肿瘤发生的重要因素之一。遗传咨询、基因检测和保持健康生活方式，可以降低肿瘤发生的风险，提高生活质量。

（五）癌症会传染吗？

癌症通常不会传染。癌症是一种由多种因素长期共同作用导致的疾病，包括原癌基因激活、抑癌基因失活、多种基因异常的积累等。这些因素导致正常细胞转化为癌细胞，进而形成癌症。

传染病则是由传染源（如病毒、细菌等）通过传播途径（如空气、食物、接触等）感染易感人群，并在人群中传播。

癌症不会传染，但引起癌症的病原体会传染。例如，部分肝癌的发生与乙型肝炎病毒（HBV）感染有关；部分宫颈癌的发生与人乳头瘤病毒（HPV）感染有关；部分胃癌的发生与幽门螺杆菌（Hp）感染有关。

三、预防肿瘤可以这么做

（一）癌症可以预防吗？

只要提到癌症，人人都闻之色变！那么，癌症是可以预防的吗？答案是"部分肿瘤可以预防"。除去免疫、遗传和内分泌等内在因素我们无法控制，在生活方式上，生活环境与感染等方面，我们是可以对癌症进行有效预防的。

（二）常见的致癌因素有哪些？

1）个体因素：遗传、免疫、代谢等。

2）化学因素：苯、甲醛、黄曲霉素、亚硝酸盐、焦油、工业废气、废水等。

3）物理因素：电离辐射和非电离辐射，如不同的射线、紫外线等。

4）生物因素：病毒感染，如HPV、HBV、丙型肝炎病毒（HCV）、EB病毒（EBV）、人类免疫缺陷病毒（HIV）感染；寄生虫感染，如华支睾吸虫（俗称的肝吸虫）感染。

（三）情绪和患癌有关系吗？

情绪和患癌之间确实存在一定的关系。人体神经系统与内分泌系统和免疫系统共用一套信号。若受到癌症性格的干扰，会导致神经内分泌活动紊乱，器官功能活动失调，并使机体免疫功能降低，免疫监视功能减弱，进而影响免疫系统识别和消灭癌细胞的监视作用，容易导致癌细胞转化和突变。

一些研究表明，长期情绪低落、焦虑、抑郁等可能会对身体健康产生负面影响，增加患癌的风险。首先，负面情绪可能会影响身体的免疫系统，使免疫功能下降，其次，负面情绪可能会影响身体的内分泌系统，导致激素分泌失调。例如，长期焦虑、抑郁等情绪可能会导致肾上腺素、皮质醇等激素的分泌增加，这些激素的长期升高可能会对身体产生负面影响，增加患癌的风险。

（四）哪些生活习惯容易增加患癌风险？

1.吸烟

吸烟是许多癌症的主要风险因素，包括肺癌、喉癌、口腔癌、膀胱癌等。吸烟不仅对自己有害，二手烟还会损害周围人的健康。

2.不良的饮食习惯

例如，高脂肪、高热量的饮食习惯，以及缺乏新鲜水果和蔬菜的饮食习惯，可能增加患癌风险。此外，食用过多的加工肉类和腌制食品也可能增加患癌风险。

3.缺乏运动

缺乏运动可能导致肥胖和慢性病，如心血管疾病和糖尿病，而这些疾病与癌症的发生有关。适量运动可以帮助控制体重、增强免疫功能和减少炎症。

4.饮酒

饮酒可能增加患肝癌、喉癌、乳腺癌等癌症的风险。此外，饮酒还可能增加患心脏病和其他健康问题的风险。

5.暴露于致癌物质

长期暴露于致癌物质，如有毒化学物质、放射性物质，可能增加患癌风险。

6.精神压力

长期的精神压力可能增加患癌风险。压力可能导致免疫功能下降，影响身体的抗癌能力。

（五）喜欢吃加工食品和高热量食品容易患癌吗？

加工食品中含有的部分防腐剂会在食品消化过程中转化为亚硝酸盐和亚硝酸胺，而这些物质是公认的人类致癌物质。长期大量摄入含有防腐剂的加工食品，可能增加患结肠癌、胃癌等癌症的风险。

高热量食品往往含有较高比例的饱和脂肪、糖和盐，而纤维素、维生素及其他微量元素则含量较低，整体营养价值不高。另外，过多进食高热量食品容易导致体重增加，甚至肥胖，而肥胖已被证明是导致患癌风险增加的一个重要因素。

但是，是否致癌还与许多其他因素有关，包括个人生活习惯、遗传因素、环境因素等。因此，尽管食用加工食品和高热量食品可能增加患癌风险，但这并不意味着一定会导致癌症。保持均衡的饮食和健康的生活方式，包括多食用富含纤维素和维生素的新鲜水果和蔬菜，减少食用加工食品和高热量食品，是预防癌症和其他慢性病的重要措施。

（六）听说喝滚烫的茶和汤会致癌，是真的吗？

喝滚烫的茶和汤确实可能增加患食管癌的风险。国际癌症研究机构将65℃以上的热饮列为2A类致癌物，包括超过该温度的白开水、茶、咖啡、汤水等。食管表面的黏膜相对娇嫩和脆弱，一旦接触温度超过65℃的物体，就可能会被烫伤。虽然偶尔的烫伤可以由身体自我修复，但如果频繁发生烫伤，可能会导致不正常的异型性细胞逐渐增多，最终可能发展为癌变。

此外，喝滚烫的饮品还可能对口腔、食管、胃等部位造成损害。因此，建议大家在饮用热茶或热汤时，应等待其凉至适宜温度后再饮用，并尽量避免食用过烫的食物，以维护身体健康。

（七）癌症的预防方式有哪些？

健康的生活方式不能避免所有癌症的发生，但是大量研究证实，任何以养成健康生活方式为目的的改变都将在一定程度上降低患癌风险。

1.改变不良生活方式

戒烟限酒、平衡膳食、适量运动、心情舒畅，可以有效预防部分癌症的发生。以健康饮食为例，提倡少食多餐、少盐多淡、少陈多鲜、少硬多软、少肉多素、少酒多茶、少炸多炖、少烫多温、少熏多炒等。

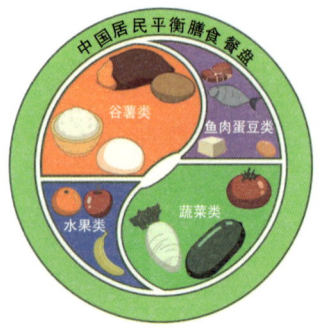

2.关注致癌因素

癌症不会传染，但一些与癌症发生密切相关的细菌（如幽门螺杆菌）、病毒（如HPV、HBV、EB病毒等）是会传染的。保持个人卫生和健康的生活方式，如推行使用公筷，预防幽门螺杆菌感染。

3.远离身边的致癌物

在我们身边有许多明确的致癌物，如甲醛、黄曲霉毒素、亚硝酸盐等。注意避免食用发霉的食物，少食用油炸和腌制的食物。

4.接种疫苗

接种疫苗可以预防感染癌症相关的细菌和病毒，建议尽早及时接种。例如，接种HPV疫苗可预防宫颈癌等多种癌症。接种HBV疫苗可预防HBV感染，而HBV感染正是肝癌的高危因素。

各类HPV疫苗的比较见表3。

表3 各类HPV疫苗的比较

比较维度	二价	四价	九价
预防病毒类型	高危型：HPV16、HPV18	高危型：HPV16、HPV18 低危型：HPV6、HPV11	HPV6、HPV11、HPV16、HPV18、HPV31、HPV33、HPV45、HPV52、HPV58
预防疾病类型	宫颈癌、阴道癌、肛门癌	宫颈癌、阴道癌、肛门癌、尖锐湿疣	宫颈癌、阴道癌、肛门癌、尖锐湿疣
接种对象	9～45岁女性	9～45岁女性	9～45岁女性
接种周期	0-1-6个月	0-2-6个月	0-2-6个月

5.保持乐观心态

乐观心态是预防和抗击癌症的"良药"。保持乐观心态有利于维持正常、合理的生活状态。

6.选择个体化肿瘤筛查项目

目前的医疗检验技术手段可以在早期发现大部分的

常见癌症，如胸部低剂量螺旋CT可以筛查肺癌、乳腺超声结合乳腺钼靶可以筛查乳腺癌、胃肠镜可以筛查消化道癌等。选择个体化肿瘤筛查项目是提高癌症早诊率的关键。

除了做好肿瘤筛查，还要警惕癌症的早期症状。癌症的治疗效果和患者生存时间与癌症发现的时机密切相关。越早发现癌症，患者治疗效果越好、生存时间越长。当身体出现异常肿块，痰中带血，无痛性血尿，大便颜色、性状改变时，应及时到医院就诊。

（八）哪些食物有助于预防癌症？

1.新鲜水果和蔬菜

新鲜水果和蔬菜富含丰富的抗氧化物质，如维生素C、类黄酮等，这些物质有助于清除自由基，减少氧化应激反应，从而保护细胞免受损伤，抑制亚硝酸盐转变为亚硝胺，降低癌症发生的风险。新鲜水果和蔬菜中的纤维素和其他营养素也有助于预防癌症，纤维素可以促进肠道蠕动，减少肠道对致癌物质的吸收，从而降低患结肠癌的风险。

2.全谷物

全谷物是与精制谷物相对应的概念，指含有胚乳、胚芽和麸皮的谷物。全谷物含有丰富的纤维素、维生素和矿物质，有助于维持肠道健康。另外，摄入全谷物还能控制体重，降低患2型糖尿病、心脑血管病的风险。常见的全谷物包括小米、玉米、燕麦、荞麦、全麦等。

3.豆制品

豆制品中的大豆异黄酮、纤维素、钙、植物固醇等成分都具有一定的防癌作用。此外，豆制品还含有丰富的优质蛋白质、不饱和脂肪酸等营养成分，对维护身体健康、增强免疫力有帮助，从而间接起到预防癌症的作用。

4.坚果

坚果中含有丰富的健康脂肪、蛋白质、维生素和矿物质，如核桃、杏仁等，有助于降低患心脏病和某些癌症的风险。

5.茶

茶多酚是茶叶中主要的抗癌成分之一。茶多酚具有强抗氧化活性，可以清除体内的自由基，减少DNA的损伤，从而降低癌症的发生风险。茶叶中还含有咖啡碱、维生素C、维生素E等多种抗癌成分。咖啡碱可以增强肝脏的解毒功能，促进胆汁分泌，从而减少体内潴留的致癌物质，降低癌症的发生风险。维生素C和维生素E则具有抗氧化、增强免疫力等作用，有助于预防癌症的发生。

6.鱼类

鱼类是优质蛋白质的来源，同时富含不饱和脂肪酸、维生素和矿物质等营养成分，有助于预防心血管疾病和某些癌症。

（九）抗癌食物真能抗癌吗？

研究发现，食物中含有一些抗癌物质和成分，并不代表这个食物就一定能够抗癌。

抗癌食物实际是指可以降低癌症的发病率,并非能完全阻止癌症发生。

食物中含有抗癌物质和成分,但一般含量较少,通过饮食摄入的抗癌物质和成分很有限。

大量进食所谓的抗癌食物,会引起饮食结构的单一化,导致营养素摄取不全面。

癌症的发病机制相当复杂,没有一种食物可以单独保护人体免受癌症侵害。富含多种蔬菜、水果、全谷物、豆制品和其他植物性食物的饮食有助于降低患癌风险。

但需要提醒的是,无论是食物或保健品,都不能代替正规的药物及其他治疗手段。

第二招

肿瘤筛查,洞察先机

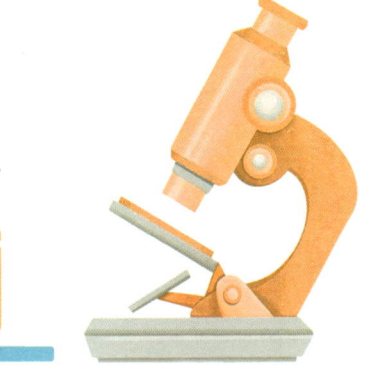

一、认识肿瘤筛查

（一）什么是肿瘤筛查？

肿瘤筛查是在肿瘤风险评估的基础上，针对常见肿瘤对受检者进行的一系列检查。它可以让受检者尽早发现肿瘤或癌细胞的存在，是早期发现肿瘤和癌前病变的重要途径。

（二）健康体检就是肿瘤筛查吗？

健康体检不等于肿瘤筛查。健康体检主要包含常规实验室检查和辅助检查，如心电图、超声、胸片、血常规、血糖、血脂等。健康体检的侧重点是体格检查和心脑血管疾病、糖尿病等慢性病筛查。通过健康体检，医生可以掌握受检者的一般状况，早期发现一些常见的慢性病。而肿瘤筛查项目更加有针对性，除了普通体检项目，还包括更多针对性的影像学检查、胃肠镜检查、肿瘤标志物筛查、基因检测等，如腹部超声筛查肝癌、胸部CT筛查肺癌、乳腺超声和乳腺钼靶筛查乳腺癌、胃肠镜筛查消化道癌等，以达到肿瘤"早发现、早诊断、早治疗"的目的。

（三）哪些人特别需要做肿瘤筛查？

1）遗传风险：有癌症家族史的人群，也就是三代以内的直系或旁系血亲有患癌症的人群，应尽早定期做肿瘤筛查。

2）不良生活方式：有长期大量吸烟、酗酒、药物滥用等生活习惯的人群。

3）环境：长期接触致癌物质，如放射性物质或有毒化学物质的人群。

4）慢性病基础：如慢性乙肝患者、幽门螺杆菌感染的胃溃疡患者、肠炎或肠息肉患者等。

5）年龄：40～50岁是肿瘤的高发年龄段，一般认为40～65岁人群应该定期进行肿瘤筛查。随着年龄增加，肿瘤发生风险明显增加。

6）性别：男性应注重肺、肝、食管、胃、结直肠、鼻咽、胰腺、肾、膀胱、喉、胆囊、甲状腺等的检查，女性除做以上部位检查外，还应定期进行乳腺、宫颈、子宫、卵巢等妇科检查。

（四）肿瘤筛查项目都是一样的吗？

不一样。肿瘤的发生受遗传因素、环境因素、生活方式等因素的影响，不同性别、年龄的人群应重点筛查的肿瘤也不尽相同，应根据自身情况，结合各类影响因素，有针对性地进行肿瘤筛查。

（五）肿瘤筛查的项目越多越好吗？

肿瘤筛查并不是项目越多、价格越贵就越好，而是项目的选择越精准越好。并不建议所有人都做全套肿瘤筛查项目，一是避免经济上的浪费，二是因为有些肿瘤筛查项目对人体具有潜在的风险。具体肿瘤筛查项目需要专业医生根据受检者的具体情况做出针对性选择。

（六）肿瘤筛查是老年人的事，年轻人不用做？

随着肿瘤的不断"年轻化"，肿瘤筛查绝不单单是针对老年人。每种肿瘤的高发人群不同，其危险因素也不只是年龄，如遗传因素、不良生活方式等都有可能影响肿瘤的发生，因此每个人都应该定期体检，做好自我健康管理。

（七）为什么目前大多数肿瘤一发现就是中晚期？

部分肿瘤早期常无特殊症状，或早期症状与普通疾病症状相似，容易被忽视。因此，大部分人不会主动到医院就诊检查，而一旦症状明显又常常为时已晚。另外，不少人对疾病存在恐惧心理，认为"不看病就没病"，结果把小病拖成了大病。故而，当身体出现疑似肿瘤发生的异常症状，以及可能罹患肿瘤的高危人群，应主动进行肿瘤筛查。

（八）肿瘤筛查可以确诊疾病吗？

初步的筛查结果并不能直接确诊判断肿瘤的情况，大多数肿瘤需要取得病理组织才能确诊，并需进一步明确肿瘤的类型和分期，再结合患者身体状况、器官功能、是否合并其他疾病等来综合决定接下来的治疗策略。

二、肿瘤的自我识别

（一）消化系统

1.大便习惯、性状改变

大便习惯、性状改变是消化系统肿瘤的一个早期迹象，包括排除痔疮外的大便带血、便秘、腹泻、大便不成形，大便的颜色、质地或者气味异常等。如出现黑色、黏稠的大便，则表明消化道可能正在出血。

2.吞咽困难

吞咽困难又称为咽下困难，是食管癌的早期表现，指吞咽食物或者喝水时感觉到费力或有梗阻感，出现难以吞咽食物的情况，俗称"发噎"，通常被描述成"吃东西容易梗""吃的东西沾到食管上了"。

3.持续性消化不良

消化不良表现为上腹部的疼痛或不适感。消化不良的感觉可能被描述为胀气、饱胀感或烧灼感。例如，在少量进食后即发生饱胀感（早饱），或者进食正常餐量后感到饱胀感（餐后饱胀）。

（二）呼吸系统

1.持续性声音嘶哑

讲话或者唱歌过多时，会有声音嘶哑的情况出现，经过休息调整后会有所好转。如果声音嘶哑持续存在、不见好转，就应该重视起来，尤其是持续超过2周以上不明原因的声音嘶哑，需引起高度重视。

2.痰中带血、干咳

经久不治的痰中带血、干咳，要区别于感冒、肺炎等疾病，一旦咳嗽持续2周以上，且抗感染治疗效果差，需引起注意，请尽早就医检查，排除肺癌可能。

3.鼻出血、涕中带血

排除外伤、外力、天气干燥或高血压造成的鼻出血后，需引起重视。回吸性涕血、颈部肿块，同时伴咽喉异物感、吞咽疼痛不适，是咽喉癌的早期常见症状，出现此类症状且持续未缓解，需要尽早就医检查。

（三）泌尿系统

1.不明原因的血尿

不明原因的血尿特别是无痛性血尿，伴腰部不适，严重时出现持续性肉眼血尿，需引起重视。

2.排尿异常

常见排尿异常包括排尿困难、尿频、尿痛、尿急等。排尿困难主要表现为排尿费力、尿线变细、排尿间断、尿末滴沥等。

（四）生殖系统

1.月经周期不正常、月经量异常、经期外及绝经后出血

月经周期不正常，包括周期过长（两次月经之间的间隔期大于35天）和周期过短（两次月经之间的间隔期不足21天），都不符合子宫内膜的代谢规律。如果月经期出血量较多（表现为一天需要多次更换卫生巾，每次卫生巾都被彻底浸透），且持续半年以上，就是月经量过多。女性偶尔月经量多或偶尔经期时间长一点，可能是受一些因素干扰或影响，通常不会持续发生。如果出现持续的月经周期不正常、月经量异常，或经期外及绝经后还有出血的情况，需要尽早就医，排除妇科肿瘤的可能。

2.乳房触摸到硬结或肿块

正常情况下乳房组织质地坚韧、有弹性。良性乳腺肿瘤或囊肿常呈椭圆形，活动性较好，像球一样。若触之质地坚硬、边缘不规则、表面不光滑、活动性差，应引起注意。乳房皮肤若呈"橘皮样"或出现"酒窝征"，局部皮温升高，乳房不对称，乳头内陷、偏斜或固定，这时应当警惕乳腺癌。对于男性而言，当出现乳房肿胀、肥厚或者皮肤有刺激感，乳头内陷或呈鳞片状，乳头有分泌物流出，乳房不适或有压痛等症状时，也需要考虑乳腺癌的可能性，应尽早就医检查。

具体检查方法：

1）脱掉上衣，站立或坐在镜子前，双臂自然上举，仔细观察乳房的形状、对称性、乳头外观（皮肤有无破裂、凸起、凹陷、"橘皮样"改变或颜色变化）。

2）双臂叉腰或放下，再检查1次上述内容。

3）用拇指和示指挤压乳头、乳晕区域，注意是否有异常分泌物（如血性）。

4）并拢手指，用指腹在乳房上画圈滑动，避免揉捏，感觉是否有肿块。

5）躺下后抬起一侧手臂，也可在该侧肩下放一个垫子或枕头，另一只手四指并拢从腋窝开始沿胸部轮廓推动，检查是否有肿块。

第二招 肿瘤筛查，洞察先机

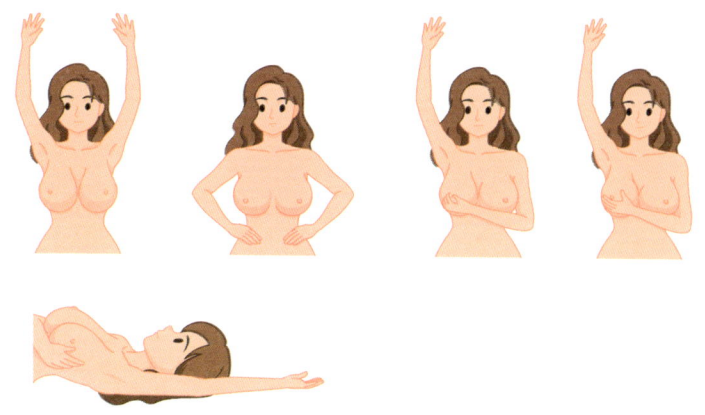

3.阴茎头出现皮疹、溃疡、肿块

若在阴茎头摸到肿块，或见到丘疹、小疱、溃疡，或有疣状、菜花样肿块，并且呈进行性增大，经久不愈，应尽早就医检查。包茎者不易观察到病变，可能感到包皮内有刺痒，或烧灼、疼痛感，也需要引起重视。

4.阴囊肿块

常见的阴囊肿块可为无痛性，有时伴有钝痛，少数可能会出现内出血，产生急性局部疼痛和触痛。若肿块呈进行性增大伴持续性疼痛，就需要引起警惕了。

（五）皮肤系统

1.不愈合的伤口

伤口正常情况下很容易愈合，如果伤口持续不愈合，或者出现不明原因的破溃不愈伤口，就要引起重视，尽早就医检查，排除肿瘤相关因素。

2.疣或痣发生明显变化

每个人或多或少会长疣或痣，如果发现疣、痣发生明显的变化，比如突然短期内迅速增大、颜色加深、表面溃破、出血或者原有的毛发脱落等，需尽早就医检查，排除癌症相关因素。

3.不消退的不规则红色或色素沉着性皮疹

若出现不规则红色或色素沉着性皮疹且长时间没有消退，甚至进行性扩大，无论质地是否柔软，是否伴有炎症、结痂和出血，都需要引起重视。

4.身体任何部位触摸到的硬结或肿块等

硬结和肿块可发生于身体的任何部位，常见于颈部、乳房、腋窝和腹股沟处。当身体任何部位触摸到硬结或肿块时，一定不要掉以轻心，尤其是迅速增大、持续不消的肿块，需尽早就医检查，排除肿瘤因素。

5.皮肤、巩膜黄染

皮肤、巩膜黄染是由于血清胆红素浓度高于正常，巩膜和皮肤被染成黄色，早期见于巩膜，后逐渐见于皮肤。当出现皮肤、巩膜黄染时，需引起警惕。

（六）内分泌系统

1.不明原因的体重减轻

当饮食和体能活动无明显变化的情况下，1～2个月内体重骤降10%左右，并且呈进行性下降，需引起警惕。

2.不明原因的发热

出现不明原因的发热，体温超过38℃且持续3周以上（大多数为持续低热状态），需引起警惕。

（七）血液系统

1.出血症状

除了明显的出血症状，如鼻出血、牙龈出血、胃肠道出血等，皮肤出现瘀点、瘀斑也需引起注意，也就是俗称的"青一块、紫一块"。

2.贫血

贫血的主要表现为面色苍白、乏力、虚弱、心慌等，严重时会引起下肢水肿。

（八）神经系统

1.精神障碍

精神障碍表现为意识障碍或情绪异常，如出现意识不清、认知功能障碍、记忆力下降、抑郁、焦虑、睡眠不良等。

2.肢体运动障碍

肢体运动障碍表现为步态不稳，出现摇晃、难以保持平衡等问题，或者表现为肢体乏力、麻木或瘫痪。一旦出现以上情况，需及时就医检查，查找病因。

三、肿瘤筛查项目

（一）常见的肿瘤筛查项目有哪些？

各种血液检查（如肿瘤标志物筛查）、超声检查、X线检查、乳腺钼靶、CT、正电子发射计算机断层显像（PET-CT）、磁共振成像（MRI）、骨扫描、胃肠镜、肛门直肠指检、大便DNA检测、妇科体检中的宫颈脱落细胞涂片（巴氏涂片）等都是常用的肿瘤筛查项目。

（二）肿瘤患者的血常规是不是一定不正常？

肿瘤患者的血常规可能正常，也可能异常。血常规作为一项常规的临床检查，可以检测血液中的各种指标，如红细胞、白细胞、血小板等。在部分肿瘤患者中，血常规可以反映肿瘤对造血系统的影响，如出现血小板减少、白细胞增多或减少等变化。但是，有些肿瘤不会对造血系统产生直接的影响，此时患者的血常规就可能是正常的。但要注意的是，肿瘤患者的血常规正常并不意味着没有其他异常或症状，需要结合病史、体征及其他检查结果进行综合判断。

（三）什么是肿瘤标志物？

肿瘤标志物指特征性存在于肿瘤细胞，或由肿瘤细胞异常产生的物质，或是宿主对肿瘤的刺激反应而产生的物质。肿瘤标志物能反映肿瘤的发生、发展情况，监测肿瘤对治疗的反应。肿瘤标志物存在于肿瘤患者的组织、体液和排泄物中，能够用免疫学、生物学及化学的方法检测出来。

单纯肿瘤标志物水平增高，并不一定代表得了肿瘤，发生感染、自身免疫性疾病时，也可能出现增高。此时需针对性地做相关部位的检查，以发现是否有肿瘤病变存在。例如，甲胎蛋白（AFP）是原发性肝癌最灵敏、最特异的一种指标，其水平显著增高一般提示原发性肝癌。但AFP水平增高也可见于活动性肝炎、妊娠等情况。肿瘤标志物只能作为筛查肿瘤的一个参考指标，并不能作为确诊肿瘤的指标。

常见肿瘤标志物及提示的肿瘤类型见表4。

表4　常见肿瘤标志物及提示的肿瘤类型

肿瘤标志物	缩写	提示的肿瘤类型
癌胚抗原	CEA	肠癌、胃癌、胰腺癌、肝癌、乳腺癌、宫颈癌
糖类抗原125	CA125	卵巢癌、子宫癌
糖类抗原19-9	CA19-9	胰腺癌、胆管癌、胆囊癌、胃癌、肠癌

续表

肿瘤标志物	缩写	提示的肿瘤类型
糖类抗原24-2	CA24-2	胰腺癌
糖类抗原72-4	CA72-4	胃癌、卵巢癌
糖类抗原15-3	CA15-3	乳腺癌
甲胎蛋白	AFP	肝癌
前列腺特异性抗原	PSA	前列腺癌
神经元特异性烯醇化酶	NSE	肺癌、神经内分泌瘤
鳞状上皮细胞癌抗原	SCC	宫颈癌、肺鳞癌、食管癌、头颈部癌
细胞角蛋白19可溶性片段	CYFRA21-1	肺癌、支气管癌

（四）什么是超声检查？

超声检查是利用各种器官和组织对超声的反射和减弱规律来诊断疾病的一种方法。超声检查可以显示体内某些器官的活动功能，鉴别出体内器官和组织是否含有液体、气体，或者是否为实质性组织。临床常用超声检查类型为B超、彩超，主要检查部位为腹部器官、浅表器官、血管、肌肉软组织、盆腔等。

第二招 肿瘤筛查，洞察先机

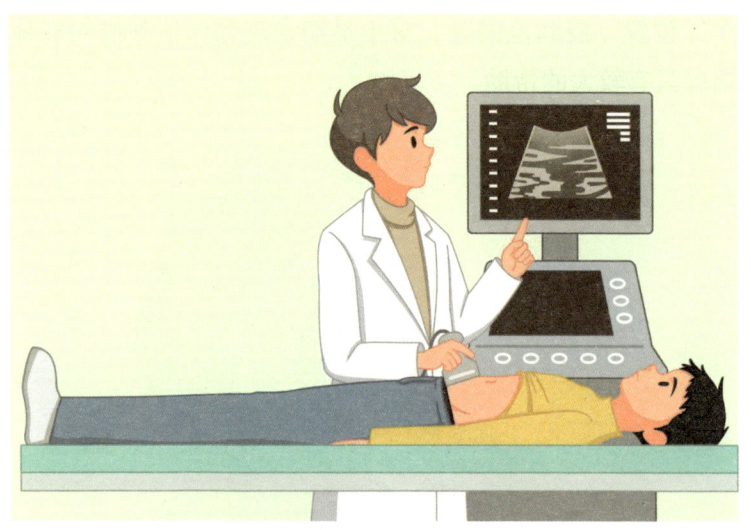

（五）什么是MRI？

MRI中文全称为磁共振成像，是指使用强磁场和无线电波来生成身体内部的详细图像。想象一下，你被放在一个大型的圆筒形机器里，这个机器就像一个巨大的磁铁，能够吸引你身体里的原子。然后，机器发送无线电波脉冲，这些脉冲使身体内的氢原子（我们体内的水分含有大量的氢原子）振动。当无线电波停止后，这些振动的原子返回它们的原始状态，并在这个过程中释放出能量。MRI仪器检测这些能量，然后通过计算机将这些能量信息转换成我们可以识别的图像。

MRI对软组织有较高分辨率，在神经系统、肌肉骨骼系统及心血管系统检查中应用广泛。MRI可以反映肿瘤的大小、位置、浸润范围等，对于早期发现和评估肿瘤的转移情况具有较大的帮助。

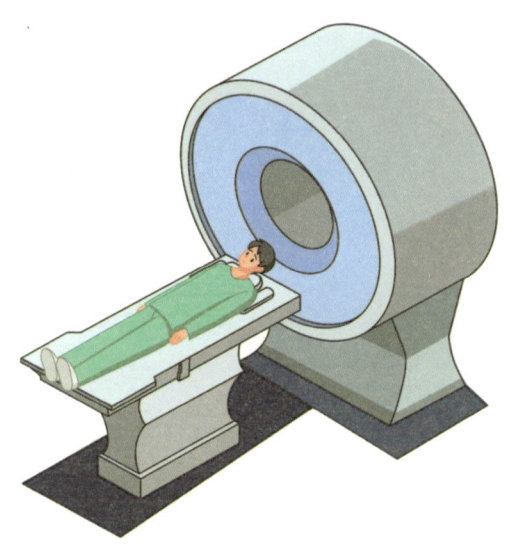

（六）什么是CT和PET-CT？

CT的中文全称是电子计算机断层扫描，它利用射线与灵敏度极高的探测器一同围绕人体的某一部位做一个接一个的断面扫描，根据人体不同组织对射线的吸收与透过率不同，拍摄检查部位的断面或立体图像，以发现体内的细小病变。CT检查应用范围较广，可用于全身多个部位的疾病诊断，常见于头部、胸部及腹部检查。

PET-CT的中文全称是正电子发射计算机断层显像，是一种将PET（功能代谢显像）和CT（解剖结构显像）两种先进影像技术有机地结合在一起的新型的影像设备。其不仅能显示病变的形态改变，如病灶的大小、范围、密度等，也可以提供病变部位的功能和代谢指标，如葡萄糖代谢率、局部血流量、氧耗量等，能更加直观地反映病变情况，常用于恶性肿瘤的诊断、分期及治疗效果的评估。

（七）什么是骨扫描？

骨扫描又称骨显像，是一种核医学检查，主要用于检测骨骼中的异常，如骨肿瘤等。骨扫描有点像是给骨头拍一张特殊的照片，但它用的是一种特殊的相机，能够看到骨头里面的细节及代谢情况。在检查前需要先注射一定剂量放射性元素标记的药物（医学上称为示踪剂），这些示踪剂会被骨骼吸收，尤其是那些活跃的、生长快或者有损伤的骨骼。经过一段时间（一般为2~3小时）的吸收代谢后，再用特殊的相机（可以探测放射性元素的显像仪器，如γ照相机）探测全身骨骼放射性元素的分布情况，若某部位骨骼对放射性元素的吸收异常增加或减退，则代表该部位骨代谢异常。

（八）骨扫描、CT、PET-CT、MRI有辐射吗？危害大吗？

骨扫描、CT、PET-CT和MRI是临床中常用的医学影像技术，它们各自的辐射水平和潜在危害存在差异。在讨论这些技术的辐射剂量之前，首先需要了解辐射剂量的基本单位——毫西弗（mSv）。毫西弗（mSv）是衡量人体吸收的辐射剂量的单位。对于一般人群来说，每年因环境本底辐射（如空气中的氡等）而吸收的辐射剂量约为2.4mSv。接下来，我们再来看看这些影像检查的辐射剂量及其潜在风险。

1.骨扫描

骨扫描的平均辐射剂量为4~5mSv，具体剂量取决于患者的体重和检查目的。相比之下，这一剂量相当于2~3次胸部X线检查的辐射剂量。骨扫描的辐射剂量相对较低，但仍需谨慎对待。检查后，随着时间的推移和距离增加，辐射剂量会呈现降低趋势。建议在检查后的前6小时内，与接受骨扫描者保持1m以上的距离，尤其是孕妇和婴幼儿应避免在24小时内与受检者近距离接触。24小时后，受检者周围1m范围内的辐射剂量基本降至自然本底水平。女性在怀孕或哺乳期间应避免进行骨扫描，以减少对胎儿或婴儿的辐射风险。

2.CT

不同部位、不同扫描类型（平扫、增强），人体受到的辐射剂量均不同。例如，1次胸部平扫接受的辐射剂量约为6mSv，1次胸部增强扫描接受的辐射剂量通常为5~15mSv。如果是低剂量CT扫描，辐射剂量通常是常规平扫的1/5。CT扫描的辐射剂量相对较高，应在有明确医疗需求时使用，尤其是孕妇和儿童。在进行CT扫描时，医护人员会评估患者的具体情况，以确保辐射剂量的最小化。

3.PET-CT

PET-CT的辐射剂量通常为10～20mSv，相当于两次胸部CT扫描的辐射剂量，具体取决于所使用的示踪剂和扫描部位。例如，PET-CT使用的示踪剂如氟-18标记的葡萄糖，在注射后2小时内大部分已衰变和排泄，在此期间，距离受检者1m范围内的人群所接收的辐射剂量相当于飞行2小时的辐射暴露。刚做完PET-CT检查的人，短时间内应避免与孕妇、哺乳期女性和儿童有过多接触。大约20小时后，待体内的放射性核素几乎全部排出，对周围人群的影响也基本消失。

4.MRI

MRI不涉及电离辐射，因此不会产生辐射危害。但由于它使用强磁场，某些人群可能不适合进行MRI检查，如体内有金属植入物（如心脏起搏器、人工关节）的受检者，MRI可能会产生干扰。此外，某些受检者在检查舱内可能会感到不适（如幽闭恐惧症），因此在决定进行MRI检查前需详细评估。

总的来说，骨扫描、CT和PET-CT会产生电离辐射，但辐射剂量通常在安全范围内。每种检查都有其独特的临床价值，医生会根据受检者的医疗需求权衡辐射风险与诊断收益，确保检查的必要性和安全性。

（九）什么是肛门直肠指检？

肛门直肠指检指医生将手指探入受检者肛门检查肛

管、直肠下端的一种检查方法。临床上很多肛门直肠疾病首选的检查方法就是肛门直肠指检,如痔疮、肛裂、肛周脓肿等,肛门直肠指检还可以初步检查部分直肠内肿瘤、息肉等疾病。

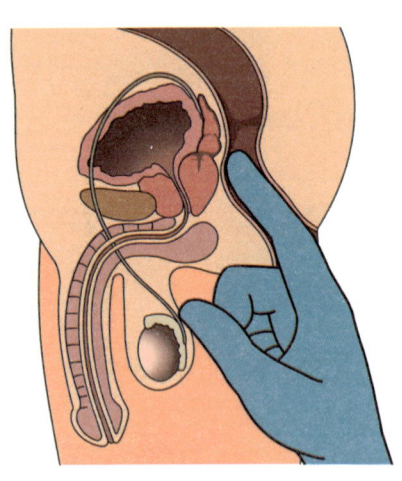

(十)什么是胃肠镜检查?

胃肠镜检查包括胃镜检查和肠镜检查。胃镜就像一根柔软的、带有小摄像头的细管子,从受检者嘴巴伸进去,一直到达胃里。医生可以通过连接在胃镜上的屏幕,看到受检者食管、胃和十二指肠的内部情况。肠镜也是同样的原理,是经肛门对结肠、直肠等进行检查。

胃肠镜可以直接观察胃肠道黏膜情况,如有无炎症、溃疡、糜烂、息肉、肿瘤等,是消化道肿瘤早诊早治的"利器"。

第二招 肿瘤筛查，洞察先机

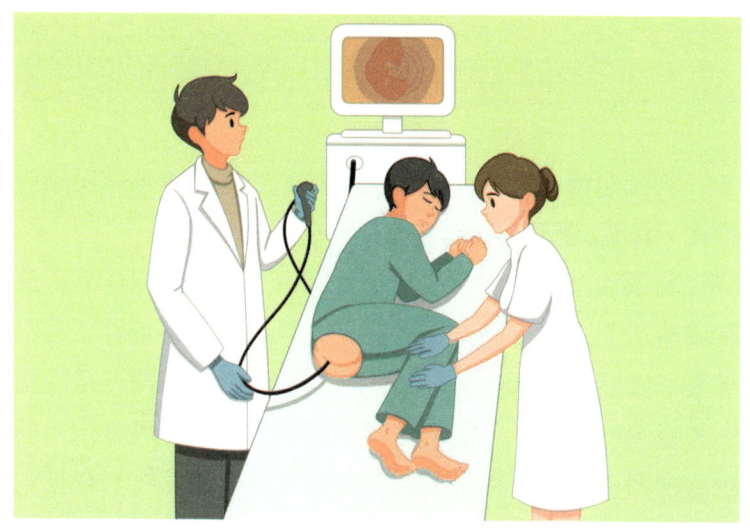

（十一）什么是大便DNA检测？

正常人每天都可能会有肠道上皮细胞脱落至肠腔，并随着大便从体内排出。肠道肿瘤细胞为异常增殖的细胞，比一般的肠道上皮细胞更易脱落。大便DNA检测就是从大便中提取这些脱落细胞的DNA，然后分析是否为正常细胞。若检测结果为阳性，则建议行更进一步的检查。

与肠镜相比，大便DNA检测是一种非侵入性的检查方法，舒适度更高，并发症风险更小。但肠镜检查可以更加直观地发现肠道内的病变，并能直接进行组织活检从而确诊。两者各有优势，需根据自身情况进行选择。

041

（十二）宫颈癌筛查有哪些项目？

宫颈脱落细胞涂片（巴氏涂片）和宫颈液基薄层细胞检查（TCT）都是用于筛查宫颈癌的重要方法。

宫颈脱落细胞涂片是从宫颈部取少量的细胞样品，放在玻璃片上进行染色，然后在显微镜下检查其是否正常，准确率能够达到70%左右。宫颈液基薄层细胞检查是使用一种特殊的试剂盒（液基薄层细胞试剂盒）采集宫颈口的脱落细胞，使用全自动薄层细胞制片机制片，然后在显微镜下根据细胞核形态进行细胞学分类诊断，判断是否发生癌变，准确率能够达到98%以上。

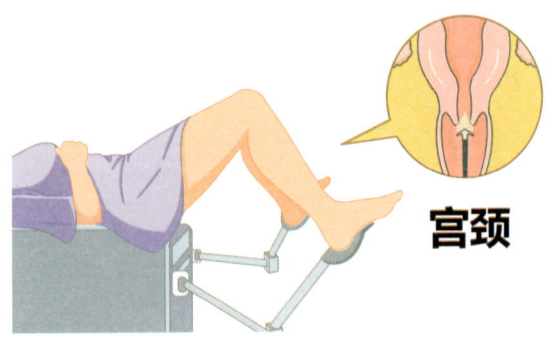

（十三）什么是乳腺钼靶检查？

乳腺钼靶，全称为乳腺钼靶X线摄影检查，又称钼靶检查，是诊断乳腺疾病简便且可靠的手段。

在进行乳腺钼靶检查时，受检者会被带到一个特殊的房间里，那里有一台X线机。受检者需要站在机器前，轻轻地将乳房放在一个平台上，然后医生会用一个特殊的装置轻轻地压扁受检者的乳房。这样做是为了让乳房组织更紧密，拍出来的照片更清晰。X线机会发射一束非常微弱的X线穿过乳房组织，不同密度的组织对X线的吸收程度不同。如果乳腺组织存在异常（如肿瘤），在X线片上则会显示出不同的阴影和形状。

乳腺钼靶能比较全面、准确地反映整个乳房的大体解剖结构，动态观察如月经周期、妊娠、哺乳情况及内分泌改变等各种生理因素对乳腺结构的影响，比较可靠地鉴别出乳腺的良、恶性病变。

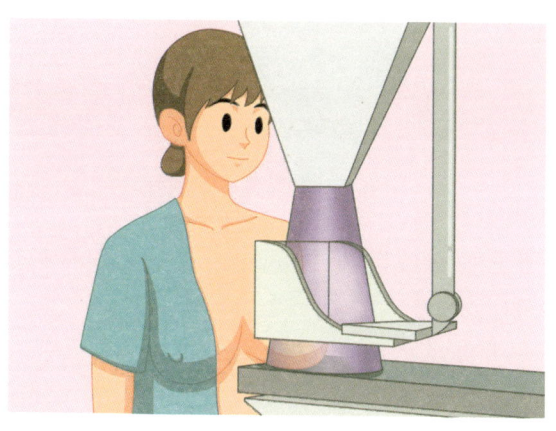

四、十大常见癌症的高危人群及其筛查建议

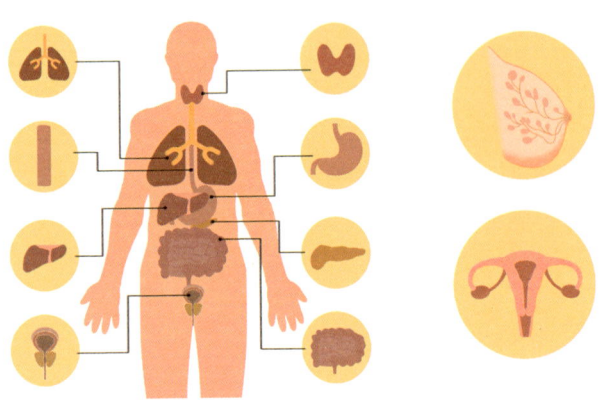

（一）肺癌

1.高危人群

1）长期吸烟或接触二手烟人群，包括曾经吸烟，但戒烟时间不足15年者。

2）长期接触粉尘或有毒、有害气体者（煤烟也是明确的肺癌致癌物）。

3）有职业致癌物暴露史者：长期接触氡、砷、铍、铬、镉及其化合物，以及石棉、二氧化硅等高致癌物。

4）有肺癌家族史，或者其他肿瘤病史的人群。

5）有慢性肺部疾病史者，包括慢性阻塞性肺疾病、肺

结核、肺纤维化、肺部慢性炎症等。

2.筛查建议

推荐40岁及以上的高危人群及时开展肺癌筛查。筛查结果正常者，每1~2年筛查1次。发现肺部阳性体征者则需进一步检查，咨询肺癌专家门诊，进一步诊断及处理。

临床不推荐将PET-CT作为人群肺癌筛查的方法。对于可疑的气道病变，建议采用支气管镜进行检查。对于重度吸烟人群，条件允许的情况下，可行荧光支气管镜检查。

（二）结直肠癌

1.高危人群

1）有肿瘤家族史，尤其是肠道肿瘤家族史者。

2）有溃疡性结肠炎、结直肠息肉、结直肠腺瘤、克罗恩病、血吸虫病等肠道病史的人群。

3）不良饮食习惯是公认的导致结直肠癌发生的关键因素。与结直肠癌相关的饮食习惯包括长期食用高脂肪、高蛋白质、低纤维素食物，以及含硫微生物饮食。含硫微生物饮食指经常饮用低热量饮料，进食油炸食品、红肉和加工肉类，同时极少摄入豆类、全谷物、黄色食品（如南瓜等）和绿色蔬菜。

4）大便潜血试验阳性者。

5）盆腔接受过放射性辐射者。

2.筛查建议

常规肛门直肠指检可以发现80%的直肠癌。一般非高危人群可以每年做1次大便潜血试验或每1~3年做1次大便DNA检测。肠镜作为结直肠癌检查的"金标准",建议高危人群每2年做1次肠镜检查。如有2个及以上直系亲属确诊结直肠癌,建议从40岁开始或比家族中最早确诊结直肠癌的年龄提前10年开始,每5年做1次肠镜检查。出现肠道报警症状(即有便血、肛门坠胀、黏液便、腹泻、便秘、腹泻与便秘交替出现、大便变细等肠道症状2周以上)者,立即专科就诊。

(三)甲状腺癌

1.高危人群

1)甲状腺良性疾病患者,如甲状腺功能亢进症(甲亢)、甲状腺肿、甲状腺结节或腺瘤等患者。

2)有甲状腺癌家族史者。

3)有长期接触放射线史的人群(如头颈部进行过放疗的患者),以及有儿童期头颈部放射线照射史或放射性尘埃接触史者。

4)降钙素(PCT)水平高于正常范围者。

5)雌激素水平异常者。

2.筛查建议

甲状腺癌筛查要同时进行功能检查和形态检查。颈部超声检查是诊断甲状腺肿物性质的首选检查,检查范围包括甲状腺、颈部、锁骨,可以发现触诊难以发现的较小肿物。高危人群颈部超声检查无异常发现者,每年复查1次,有异常发现者视具体情况每3个月、半年复查1次。

女性孕前和哺乳期结束时，建议分别进行1次颈部超声检查。

针对一般人群目前没有用于甲状腺癌早期检测或常规筛查的标准试验，建议20～29岁每2～3年做1次临床颈部体检，30岁以后每年做1次临床颈部体检及颈部超声检查。

（四）肝癌

1.高危人群

1）有肝癌家族史者。

2）慢性乙肝或丙肝、肝硬化、非酒精性脂肪肝、自身免疫性肝炎等患者。

3）药物性肝损伤患者。

4）遗传性代谢病患者，包括血色病、α-1抗胰蛋白酶缺乏症、糖原贮积病、迟发性皮肤卟啉症、酪氨酸血症等患者。

5）长期饮酒、食用霉变食物人群。

2.筛查建议

高危人群每半年进行1次腹部超声检查、甲胎蛋白检测，发现可疑病灶者，再进行腹部增强CT、腹部增强MRI等检查。

（五）胃癌

1.高危人群

1）有癌症尤其是胃癌、食管癌家族史者。

2）幽门螺杆菌感染者。

3）既往患有胃癌癌前病变者，包括慢性萎缩性胃炎、胃溃疡、胃息肉等。

4）存在以下病情者：胃黏膜巨大褶皱征、肠化生、良性疾病术后残胃、胃癌术后残胃。

5）存在以下不良生活习惯者：不当饮食（油炸、烧烤、高盐、腌制、烟熏饮食）、吸烟、重度饮酒等。

2.筛查建议

定期行幽门螺杆菌检查，如尿素呼气试验（UTP）；还可进行血清学筛查，如血清胃蛋白酶原（PG）、胃泌素-17（G-17）等。高危人群建议联合肿瘤标志物（CEA、CA72-4、CA19-9、CA24-2）检查，每1~2年做1次普通胃镜检查。

（六）乳腺癌

1.高危人群

1）有癌症尤其是乳腺癌、卵巢癌家族史者。

2）月经初潮年龄在12岁及以下或绝经年龄大于55岁者。

3）有乳腺导管、小叶不典型增生、小叶原位癌等癌前病变者。

4）使用雌孕激素联合替代治疗方案6个月及以上者。

5）有胸部放疗史者。

6）存在以下情况的女性：无哺乳史或哺乳时间少于4个月，无活产史（包括从未生育、流产、死胎）或初次活产年龄≥30岁，流产（含自然流产和人工流产）2次及以上者。

2.筛查建议

1）一般人群：40～70岁每半年做1次超声检查，每1～2年做1次乳腺X线检查（乳腺钼靶）；70岁以上每年做1次超声检查，每2年做1次乳腺X线检查（乳腺钼靶）。

2）高危人群：推荐40岁或更早开展乳腺癌筛查。35岁起每半年做1次乳腺体检、超声检查，每年做1次乳腺X线检查（乳腺钼靶），必要时做乳腺MRI。

（七）食管癌

1.高危人群

1）有消化道癌症病史或家族史者。

2）存在持续不明原因的上消化道症状者，如恶心、呕吐、反酸、吞咽困难等。

3）患有慢性食管疾病者，如慢性食管炎、食管黏膜白斑等患者。

4）患有头颈部和（或）呼吸道鳞状细胞癌者。

5）有不良饮食习惯者，包括长期食用腌渍、热烫、粗硬、霉变食物。

2.筛查建议

内镜检查是发现食管早期病变的有效手段，高危人群每1~2年做1次普通胃镜检查；有条件者可进行电子染色内镜、放大内镜等检查，以进一步提高早期食管癌及癌前病变的检出率。

（八）宫颈癌

1.高危人群

1）持续性高危型HPV感染者。

2）存在以下性生活异常者：性生活过早、有多个性伴侣或性伴侣有多个性伙伴、性卫生不良。

3）存在以下月经及孕产因素者：早婚、早育，多孕多产，经期、产褥期卫生不良。

4）长期口服避孕药者。

5）患有自身免疫性疾病或长期处于免疫抑制状态的患者，如因肾移植需要长期口服免疫抑制药物的患者。

6）有宫颈上皮内瘤变病史者。

7）有性传播疾病史。

2.筛查建议

已婚或有性生活史3年及以上的女性都建议进行筛查，每2年做1次宫颈细胞学筛查和HPV感染检测，连续筛查3年无异常后，每3年复查1次。接受过子宫全切术的女性（无宫颈），且过去20年里未曾有宫颈病变的女性不需要进行宫颈癌筛查。接种过HPV疫苗的女性与未接种疫苗的女性，遵循同样的筛查建议。

（九）前列腺癌

1. 高危人群

1）50岁及以上的男性。

2）有前列腺癌家族史的男性。

2. 筛查建议

高危人群需做肛门直肠指检进行初筛，但较早期的前列腺癌不易触到，还应检测前列腺特异性抗原（PSA），若前列腺特异性抗原或肛门直肠指检异常，需要进一步采取经直肠前列腺超声或前列腺MRI检查。

（十）胰腺癌

1. 高危人群

1）有胰腺癌家族史者。

2）有长期吸烟、酗酒、高脂肪和高蛋白质饮食史者。

3）慢性胰腺炎患者。

4）有糖尿病史者，或新近突发糖尿病且无家族糖尿病史者。

5）肥胖人群。

2.筛查建议

目前国内尚无针对胰腺癌的大规模人群筛查的高级别证据，建议高危人群定期体检，尤其重视上腹部增强CT或增强MRI检查，以及胰腺肿瘤标志物检测。

五、发现结节不要慌

（一）什么是结节？

我们常说的结节其实并不是一种独立的疾病，它通常是疾病的一种特征或体征，是影像学上的一个描述性名词，常指病灶的大小。例如，通过B超检查，在体内发现了肿块，小的可能称为结节，而大的称为包块。根据发生的部位不同，可以分为甲状腺结节、乳腺结节、肺结节等。

（二）为什么结节越来越高发？

现在查出肺结节的人越来越多，是患病率升高了吗？答案是不一定。

随着人们健康意识的提高，越来越多的人主动进行疾病筛查，随着接受检查的人数变多、检查技术的进步，检查出结节的人数自然呈现出一个上升趋势。

（三）发现结节就是患了癌症吗？

结节可能是炎症导致的增生，可能是囊肿，也有可能是大家所担心的癌症。所以，当检查出结节时，需进一步评估它的性质和危险程度，必要时结合其他检查。下面介绍三种最常见的结节，以及它们的癌变风险。

1）甲状腺结节：甲状腺结节是甲状腺细胞局部异常增殖引起的突变，部分甲状腺结节不会导致明显的临床症状，仅在体检时意外发现。目前，国内甲状腺结节患病率约为20%，就恶性概率来说，绝大多数的甲状腺结节是良性的，如甲状腺炎、甲状腺囊性病变等，有5%～15%存在癌变风险。

2）乳腺结节：乳腺结节可见于各种乳腺疾病，如乳腺纤维囊性变、乳腺增生、乳腺囊肿、乳腺炎，也包括乳腺癌等。临床上乳腺结节以良性为多，有4%～10%的概率为恶性。

3）肺结节：影像学上最大径≤3cm的局灶性、类圆形、较肺实质密度增高的实性或亚实性阴影。人群中15%～20%的人有肺结节，大约95%是良性病变，包括肺部陈旧性改变、炎症、纤维结节灶、肺结核、尘肺、血管瘤等，约5%是肺癌。

（四）发现结节怎么办？

发现结节后，医生会根据结节的病理性质、大小、生长方式和功能等来综合决定治疗的方式。若结节较小，考虑性质为良性，且无其他伴随症状，原则上以临床观察为主，常规建议每6个月复查1次。如果发现结节生长迅速、变化明显，怀疑有恶变的倾向，则需要及时就医。而针对体积较大、对其他器官造成不良影响、高度怀疑恶性的结节，需酌情进行干预，如进行手术切除。

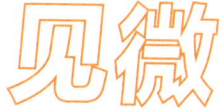

早期诊断,见微知著

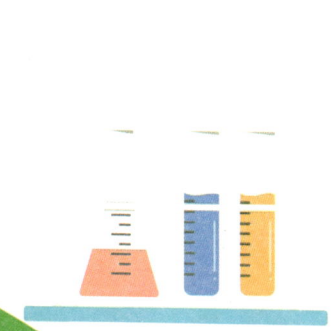
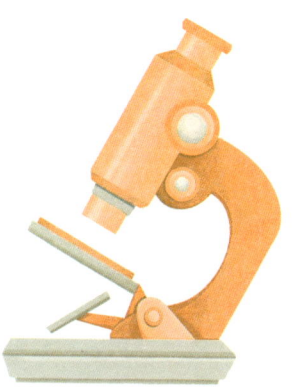

一、诊断流程

（一）诊断肿瘤都需要做些什么？

经常有人会来医院咨询："我体检报告说肺上有个小结节，是不是肿瘤？""体检报告说肿瘤标志物有点高，我是不是得癌症了？""我大便后有血，是不是得肠癌了？""我经常肚子痛，是不是得胃癌了？"

事实上，肿瘤初次诊断的流程是比较复杂的，需要经过科学而有序的一系列检查才能最终确诊。这里我们就来说说肿瘤的诊断流程。

1.询问症状+体格检查

首先，医生会详细询问患者的症状，如是否有咳嗽、咯血、胸闷、腹痛、腹胀、大便困难、便血、腹泻等情况。然后医生会进行体格检查，包括使用听诊器听诊肺部和心脏，徒手触诊浅表淋巴结、腹部，进行肛门直肠指检等。不要小看体格检查，有时看似简单的体格检查，可能会发现重要的病变。以直肠癌为例，肛门直肠指检可以发现距肛门位置较低的肿瘤，同时判断肿瘤的大小、质地、与周围器官的关系等。

2.辅助检查

经过询问症状和体格检查，医生可以初步判断病变的可能位置，从而开具针对性的辅助检查进一步确定诊断。一旦怀疑肿瘤，医生会安排一系列的血液学检查、体液检查、影像学检查等，目的是确定患者的基本情况和肿瘤累及的器官、范围，从而进行治疗决策。

每种肿瘤有不同的诊断方法，但总的来说，除了肝细胞癌可以不经过病理诊断，只靠影像学检查做出临床诊断，其余的肿瘤均需要病理诊断。

（二）应该选择普通门诊还是专科门诊？

选择普通门诊还是专科门诊，主要取决于就诊的目的。如果只需要开已知的检查申请，或开长期服用药物的处方，建议选择普通门诊，流程快、挂号费较低。部分医院的便民门诊可以提供这些服务。如果需要专科医生评估治疗方案、对比影像表现、判断抗肿瘤药物不良反应，或者有其他对专科知识要求较高的情况，则建议选择专科门诊。

如果确实不知道应该选择普通门诊还是专科门诊，还可以利用互联网先申请在线门诊，把病情提前陈述给相应科室的医生，请医生来帮助判断。此外，在线门诊可以解决患者部分开检查申请或开具药物处方的需求，在一定程度上减少患者往返医院的次数。

科学抗癌：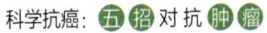

二、辅助检查：为肿瘤诊断提供线索

（一）为什么经常做血常规和肝功能、肾功能检查？

肿瘤的诊断通常需要进行全面的临床检查，包括血常规和肝功能、肾功能检查。这些检查有助于评估患者整体的健康状况，并提供有关患者是否适合接受进一步诊断和治疗的重要信息。

1.血常规

血常规可以评估血液中各种细胞的数量和形态，包括白细胞、红细胞和血小板。在肿瘤诊断中，血常规可以提供有关白细胞增多或减少、贫血、血小板减少等异常情况的线索。血常规异常可能与肿瘤直接相关，也可能由肿瘤的其他并发症引起。

2.肝功能、肾功能检查

肝功能、肾功能检查的主要目的是评估患者的肝功能、肾功能状态，判断是否有肝功能、肾功能损伤，帮助临床诊断，评估疾病进展情况，并指导临床治疗。肝脏是糖类、蛋白质和脂质代谢的主要器官。肾脏的主要功能是清除体内的代谢终产物和毒物，调节水、电解质和酸碱平衡。肝脏和肾脏也是药物代谢和排泄的重要器官。部分肿瘤，尤其是与肝脏或肾脏直接相关的肿瘤，可能会损伤肝功能和肾功能。

肝功能、肾功能检查常用指标见表5。

表5　肝功能、肾功能检查常用指标

功能	作用	具体指标
肝功能	反映肝组织损伤	丙氨酸氨基转移酶（ALT）、天冬氨酸氨基转移酶（AST）等
	反映胆红素代谢	总胆红素（TBil）、直接胆红素（DBil）、间接胆红素（IBil）等
	反映肝合成功能	总蛋白（TP）、白蛋白（ALB）等
肾功能	反映肾损伤	血肌酐（Cr）、血尿素氮（BUN）、血β2-微球蛋白（β2-MG）等

（二）发生肿瘤标志物升高就可以诊断肿瘤吗？

关于肿瘤标志物的介绍，请参考肿瘤筛查的相关内容。肿瘤标志物升高提示可能有肿瘤存在，但不能单凭肿瘤标志物升高来诊断肿瘤。在临床实践中，肿瘤标志物通常与其他检查方法（如影像学检查、病理学检查等）一起使用，以帮助医生评估患者的病情。如果肿瘤标志物升高，医生可能会要求患者做其他检查，以确认是否存在肿瘤。

（三）B超发现占位就一定是肿瘤吗？

B超发现占位并不一定是肿瘤。占位可能是多种原因引起的，而不仅限于肿瘤。一些可能引起占位的原因如下。

1.肿瘤

肿瘤是一种可能导致占位的病理性疾病，但并非所有占位都是肿瘤。肿瘤也包括良性肿瘤（如腺瘤等）和恶性肿瘤，需要进一步的检查才能明确诊断。

2.囊肿

某些组织或器官内部的囊肿可能在B超图像上表现为占位。囊肿是一种液体或半固体物质在组织内形成的囊状结构，一般为良性疾病。

3.结石

在某些器官内部形成的结石，如肾结石、胆囊结石等，也可能在B超图像上表现为占位。

4.炎症和感染

某些器官或组织的炎症或感染也可能在B超图像上表现为占位，如肝脓肿、肾盂肾炎等。

5.结构变化

某些器官内部的结构变化，如血管瘤、囊性畸胎瘤等，也可能在B超图像上表现为占位。

因此，单凭B超检查发现占位并不能确诊肿瘤，医生可以根据占位的数目、大小、形状、边缘、回声、血液供应等具体情况来初步判断占位的性质。必要时需要进一步的检查和评估，如CT、MRI、病理学检查等，以确定占位的性质和原因，并制定相应的治疗方案。

（四）为什么做了CT还要做MRI？

即使进行了CT检查，有时医生仍会建议患者进行MRI检查。这是因为CT和MRI在图像形态学和组织特性方面有不同的优势。MRI在某些情况下能比CT提供更好的软组织对比度，特别是对于脑部、脊柱、关节和腹部器官（肝、胰腺、肾、膀胱、前列腺、直肠）。MRI还可以提供关于组织功能和血流的信息，这对某些情况下的诊断和治疗决策可能很重要。因此，尽管CT是一种常用的成像技术，但在某些情况下，医生可能会选择进行MRI检查来获取更全面的信息，以便做出准确的诊断和治疗计划。

（五）为什么做了CT还要做胃肠镜或者纤维支气管镜检查？

做了CT检查，有时医生仍然会建议进行胃肠镜或纤维支气管镜（简称纤支镜）检查，主要是基于以下考虑：

1）胃肠镜和纤支镜能够提供更高分辨率的图像，有助于发现微小的异常或病变，包括检查黏膜表面的细微变化、观察异物、检查管壁的异常增厚或狭窄等，尤其是对于胃肠道、支气管腔内的病变。

2）胃肠镜和纤支镜可以获取组织样本（活检），进行病理学检查，从而确定病变的性质和病理诊断。

3）胃肠镜和纤支镜可以用于治疗，如切除息肉、止血、置入支架等。

因此，尽管CT是一种非常有用的成像技术，但胃肠镜和纤支镜检查仍然是诊断和治疗许多消化道疾病、支气管疾病的"金标准"，因为它们提供了更详细、更准确的信息，有助于制定更有效的治疗方案。

三、确诊依据：如何确定患了肿瘤

（一）肿瘤确诊必须经过病理诊断吗？

就像侦探通过线索来解决案件一样，病理诊断通过分析患者的病理组织（如从身体某个部位取下的一小块组织）或者细胞样本（如血液中的细胞），来找出疾病背后的"罪犯"。

病理诊断是诊断癌症的"金标准"，其通过手术、内镜、穿刺等方法获取病理组织（也就是可疑的病变组织），在病理科经过取材、固定、染色等一系列流程制作成可以在显微镜下判读的切片，经病理科医生仔细判读，确定病变的良恶性、来源（如肺、胃肠道、肝、胆、胰腺等）及具体的病理类型（如腺癌、鳞状细胞癌、肉瘤等）。如果判读较困难（尤其是肿瘤的来源），很可能还需要做免疫组织化学染色，甚至基因检测等，以进一步进行诊断。

目前，肿瘤的临床诊疗中，除了原发性肝细胞癌可以通过临床诊断，其他肿瘤都必须要经过病理诊断才能确诊并进行后续的治疗。随着医学的发展，病理学检查能提供的信息远远不止确诊肿瘤，还可以提供其他非常重要的信息，如肿瘤细胞来源、恶性程度、扩散范围等。病理诊断在确定肿瘤分期从而指导肿瘤的最佳治疗方式中扮演着非常重要的角色，也是预测患者治疗效果（预后）的主要指标。

（二）获取病理组织的方法有哪些？

1.手术切除活检（SEB）

SEB是通过手术完整切除病变组织进行病理学检查。被切除的组织标本经过处理、固定后制作成病理切片，然后进行染色。SEB能够获取足量、优质的病理组织标本，但也存在不足之处，如耗时较长、费用较高、术后并发症较多等。

2.粗针穿刺活检（CNB）

CNB是在CT或超声引导下由经验丰富的影像科医生或外科医生对病变进行穿刺，获取组织标本后进行病理学检查。

3.细针穿刺活检（FNA）

FNA是超声医生在超声实时引导下使用细针穿刺，获取病灶细胞液进行病理学检查。

4.内镜下活检

常用内镜包括纤支镜、胃肠镜、阴道镜、鼻咽镜、喉镜等，可以在检查时直接夹取病变组织进行病理学检查。

5.脱落细胞学检查

脱落细胞学检查是通过抽取胸腔积液、腹水、心包积液或者利用术中冲洗液进行肿瘤细胞的检查。

（三）什么是免疫组化？

免疫组化全称是免疫组织化学染色，它的原理有点像用钥匙开锁，但这里的"钥匙"是抗体，而"锁"是特定的蛋白质。其基本原理是抗原-抗体反应，通过化学反应使组织细胞上的特定蛋白质分子显色，这样我们就可以依据染色的有或无、强或弱，对特定蛋白质分子的表达水平进行定性与相对定量的评估。

（四）免疫组化与一般的病理学检查有什么区别呢？

获取的病理组织在病理科通常需要进行两种方式的处理。

第一种是常规的苏木素-伊红染色（也就是很多人比较熟悉的HE染色），作用是染色细胞核和细胞质，这样就可以在显微镜下更清楚地观察细胞的形态、排列方式、分化程度等直观特征，以初步判断组织细胞良恶性质。

第二种就是免疫组化。在做了HE染色分析之后，如有需要有时会加做免疫组化，以检测肿瘤特定蛋白质分子表达情况，帮助医生进行临床诊疗决策。比如，送检组织是转移灶，可以协助分析原发灶来源；某些蛋白分子的表达水平不同，可以提示肿瘤复发、转移、耐药，以及指导靶向药物治疗、免疫治疗等。

（五）什么是基因检测？

基因是具有遗传效应的DNA片段。基因检测是提取人体血液、体液或组织细胞中的DNA，使用基因测序技术和生物信息学分析，了解被检测者的遗传信息。基因检测可以通过明确个体是否具有与疾病相关的基因变异，选择和调整疾病诊断、进行患病风险评估、指导用药方案，此外，还可以通过比对个体间的遗传信息，验证亲缘关系等。

（六）得了癌症都需要做基因检测吗？

回答这个问题前，我们需要清楚做基因检测的目的是什么。

首先，做基因检测的主要目的是指导治疗方案的选择，主要涉及靶向治疗和免疫治疗。靶向药物包括两类，一类是针对特定靶点，对适用人群具有选择性，只有携带特定基因变异的患者才能获得理想治疗效果。另一类是针对肿瘤微环境，主要指抗血管生成靶向药物。前者在使用前需要做基因检测，以明确靶点，筛选敏感靶向药物，后者则不需要进行基因检测。免疫治疗的使用同样需要参考基因检测结果，通过检测免疫治疗相关生物标志物，预测免疫治疗的疗效。在治疗的不同阶段,基因检测还可指导治疗方案的调整。比如,在肿瘤根治术后进行基因检测可以明确患者体内是否有微小肿瘤残留,从而辅助临床医生对患者进行复发风险评估,选择是否进行辅助治疗;或是通过基因检测明确肿瘤是否发生耐药相关基因变异,帮助临床医生评估患者治疗反应,及时调整治疗方案。

其次,是评估肿瘤遗传风险。某些肿瘤由遗传性基因变异导致,呈现家族聚集性,有此类家族史的人群比正常人群患肿瘤的风险更高。基因检测可以帮助确定家族中其他成员患肿瘤的风险,及时进行早期干预。

最后,是评估预后。肿瘤驱动基因与预后密切相关,基因检测可以明确患者相关驱动基因变异情况,从而在一定程度上预测肿瘤的发展和患者的预后。

因此,并不是得了癌症就一定要做基因检测。除了明确检测目的,还要综合考量检测的后续问题,如是否可以筛选出匹配药物,筛选出的药物疗效如何,治疗费用是否可以负担等。

四、分期:明确肿瘤的进展情况

(一)肿瘤的分期依据及常用的分期方法有哪些?

实体肿瘤最常用的分期系统是基于美国癌症联合委员

会（American Joint Committee on Cancer，AJCC）发布的TNM分期来进行综合分期。TNM分期主要包括T（原发肿瘤）、N（区域淋巴结）、M（远处转移）三个方面。

其中，T（原发肿瘤）分期是根据肿瘤的大小、肿瘤侵犯的范围、肿瘤对邻近组织或器官的侵犯破坏情况、肿瘤的浸润深度等指标来评估；N（区域淋巴结）分期是根据是否存在区域淋巴结转移，以及转移的区域淋巴结大小、个数等因素来评估；M（远处转移）分期是根据是否存在远处转移来评估。

通常基于TNM分期可将肿瘤分为Ⅰ、Ⅱ、Ⅲ、Ⅳ期，反映肿瘤的恶性程度，指导患者的预后和治疗。

当然，除了常用的TNM分期，还有个别类型肿瘤专用的分期依据，如淋巴瘤的Ann Arbor分期、肝癌的巴塞罗那分期和中国肝癌分期（CNLC）、宫颈癌的国际妇产科联盟（FIGO）分期等。

（二）为什么要在治疗前进行肿瘤分期？

因为分期是判断患者预后和分层治疗的重要参考标准。不同分期的患者预后存在较大差异，其治疗目标会有不同，选择的治疗手段也会不同。

早期前列腺癌可以根据具体情况进行观察随访，而其他的早期肿瘤通常会以根治为目的来制定治疗方案，如采用根治性手术、根治性放疗、根治性放化疗等。

分期居中的患者，通常会在根治性治疗后进行辅助性药物治疗或辅助放疗，或在手术前进行新辅助放化疗或新辅助药物治疗后再配合根治性手术的治疗手段，其目的也是通过综合治疗，进行根治性治疗。

晚期肿瘤患者通常预后相对更差，尽管部分患者仍可以通过放化疗、靶向治疗、免疫治疗或其他药物治疗配合手术等手段达到根治目的，但是绝大多数患者，可能已经失去了治愈的机会，其目的则主要是控制肿瘤、延长生存时间和提高生活质量。

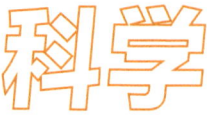

肿瘤治疗,科学作战

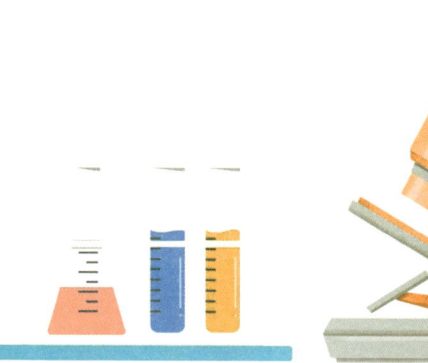

一、精准打击：肿瘤的局部治疗策略

肿瘤的局部治疗方法包括手术、放疗和消融治疗等多种手段。这些局部治疗方法为肿瘤患者提供了多样化的治疗选择，有助于改善患者的预后和提高他们的生活质量。

（一）手术

1.肿瘤的手术方式有哪些？

按手术方式，肿瘤的手术治疗主要分为两大类：开放性手术和微创手术。其中微创手术根据使用的技术不同，又包括腔镜手术、内镜手术、介入治疗与机器人辅助手术。

2.开放性手术的优缺点有哪些？

开放性手术是一种传统的手术方法，是指医生通过切开患者的皮肤和组织，直接暴露手术部位，从而进行疾病的诊断或治疗。开放性手术由于手术切口较大，医生可以清晰地看到病变部位，从而进行精确的操作。开放性手术具有视野清晰、操作直接、适用范围广等优点。然而，由于手术切口较大，患者恢复时间相对较长，术后可能留下较明显的瘢痕。开放性手术适用于多种疾病情况，包括严重外伤、癌症、骨折、器官切除等。对于某些复杂病例，开放性手术可能是唯一可行的治疗方法。

3.微创手术的优缺点有哪些？

微创手术，也称为微创外科或微小创伤手术，是指利用先进的医疗技术，使医疗器械和相关设备通过微小的切口或自然腔道进入人体，完成手术操作的一种现代医学方法。微创手术显著减少了开放性手术带来的创伤和痛苦，加速了患者的术后恢复。由于具有创伤小、恢复快、并发症少、住院时间短等优势，微创手术被广泛应用于多个外科领域。

4.什么是腔镜手术？

腔镜手术是微创手术中常见的一种类型，是在患者体表做较小的切口（一般只有3cm左右），插入带有摄像头的腔镜和手术器械，医生通过观察摄像头传输出来的影像进行手术操作。常见的腔镜手术包括胸腔镜手术、腹腔镜手术、宫腔镜手术等。

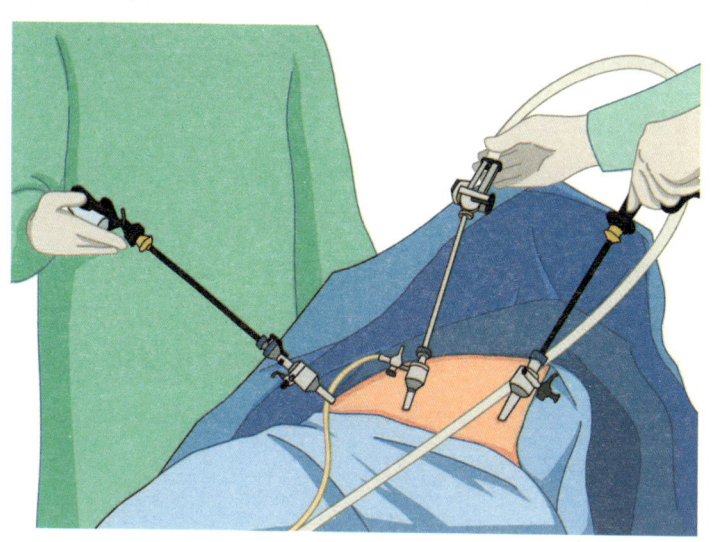

5.什么是内镜手术?

内镜是一种带有光源和摄像头的医疗器械,可以通过人体的自然腔道进入体内,使医生能够直接观察患者的内部器官和组织结构。内镜手术包括内镜逆行性胰胆管造影（ERCP）下手术、胃镜下手术、肠镜下手术等。

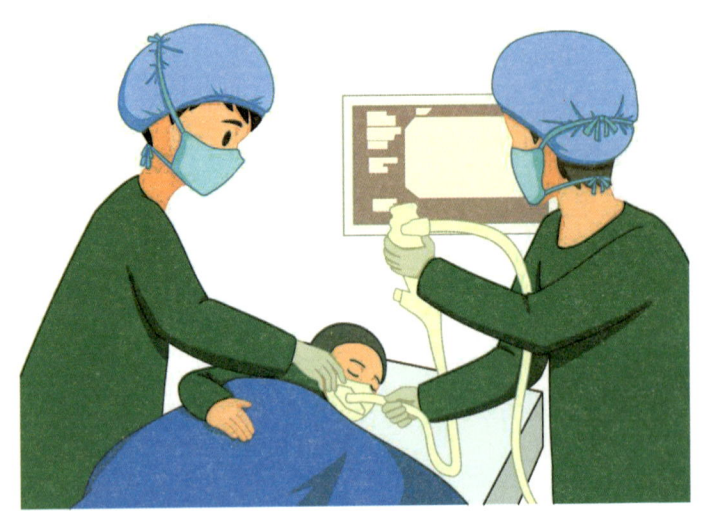

6.什么是介入治疗?

介入治疗全称为介入放射学治疗,是一种结合放射学影像技术的治疗方法。它主要依靠影像设备（如X线、CT、MRI、超声等）进行实时监控,通过皮肤微小切口引入导管或其他医疗器械,直达病变部位进行治疗。与传统开放性手术相比,介入治疗具有创伤小、恢复快、并发症少等优点。其广泛应用于心血管疾病、癌症、血管病变和其他多种疾病的诊断与治疗。

第四招 ● 肿瘤治疗，科学作战

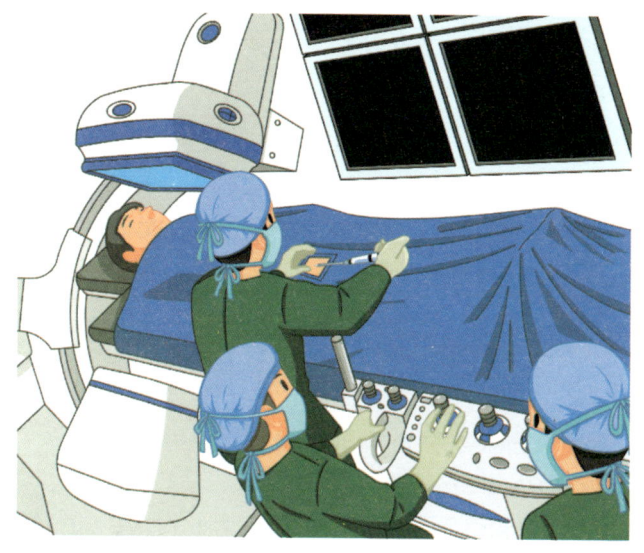

7.介入治疗的优势有哪些？

1）切口小：介入治疗通常只需要在皮肤上做一个很小的切口，通过这个切口插入导管或其他设备，减少了传统开放性手术的大切口所带来的创伤和疼痛。

2）恢复快：由于切口小，患者在接受治疗后的恢复期大幅缩短，许多情况下患者可以在治疗后很快恢复正常生活和工作。

3）住院时间短：部分介入治疗可以在门诊完成，即使需要住院，住院时间也比传统开放性手术短得多。

4）安全性高：介入治疗在实施过程中，可以实时监控治疗效果，调整治疗策略，降低了手术风险和并发症的发生率。

5）适应证广泛：适用于多种疾病，特别是对于一些不适宜进行开放性手术的患者，介入治疗提供了另一种有效的治疗手段。

8.介入治疗的风险有哪些？

1）感染风险：尽管感染率较低，但任何侵入性操作都存在一定的感染风险，包括皮肤切口感染和器械引起的内部感染。

2）出血风险：虽然介入治疗切口小，但仍然存在出血的可能，特别是对于使用抗凝药物的患者。

3）器官或血管损伤：操作过程中可能对周围的器官或血管造成损伤，但这种情况较为罕见。

4）放射性风险：部分介入治疗需要在X线、CT等设备辅助下进行，长时间暴露可能会增加患者和医护人员的辐射风险。

5）再狭窄或栓塞：对于血管介入治疗，部分患者可能会出现治疗部位再狭窄或血管栓塞的风险。

9.什么是机器人辅助手术？

机器人辅助手术是近年来发展迅速的一种微创手术方式，是指医生利用先进的机器人辅助手术系统，通过远程控制或预设程序来操纵机械臂进行高精度、微创的手术操作。机器人辅助手术系统一般由三部分组成：外科医生控制台、床旁机械臂系统和成像系统。

机械臂可以保证7个自由度的精确控制，完成人手无法完成的部分动作；机械臂系统具有震动消除和动作定位功能，能滤除外科医生的手部震颤、缩减动作幅度等。

成像系统内的内镜可以将手术视野放大10倍以上，提供高清三维立体影像，有助于各种组织的精细分离、淋巴结的清扫及缝合等。

与传统手术相比，机器人辅助手术提高了手术的精确性、灵活性，扩大了手术的操作范围，减少了手术创伤，缩短了恢复时间，降低了手术风险，被广泛应用于泌尿外科、妇科、普外科等多个领域。

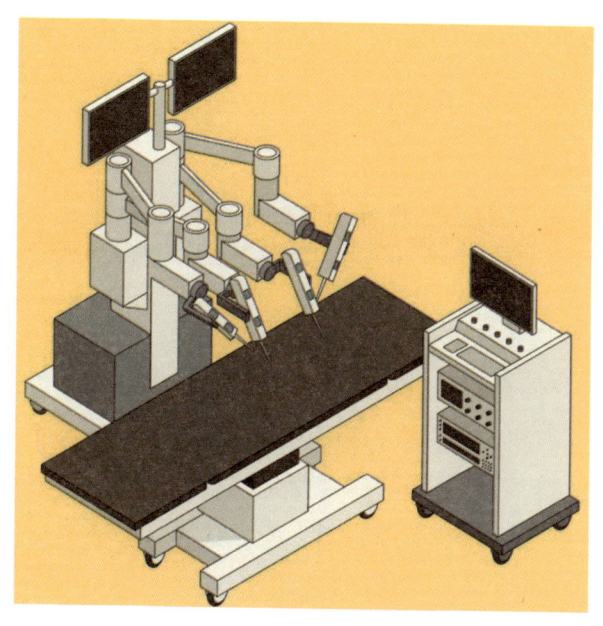

10.应该选择开放性手术还是微创手术？

总体来说，开放性手术和微创手术各有其优缺点和适用范围。在选择手术方式时，医生会根据患者的具体病情、身体状况及手术需求来综合考虑，选择最适合患者的手术方式。随着医疗技术的不断进步和发展，微创手术的应用越来越广泛，将为更多患者带来更好的治疗效果和康复体验。

开放性手术与微创手术的对比见表6。

表6 开放性手术与微创手术的对比

手术方式	优势	缺点
开放性手术	医生视野清晰、操作直接、适用范围广；对某些复杂病例是唯一可行的治疗方法	患者恢复时间相对较长，术后可能会留下较明显的瘢痕
微创手术	创伤小、恢复快、并发症少、住院时间短	费用相对较高、手术时间相对较长、适用范围相对较窄

（二）放疗

1.什么是放疗？

放疗的全称是放射治疗，是通过各种射线（包括高能X线、γ射线、β射线、高能电子束、质子、重离子等）产生的电离辐射来杀伤肿瘤细胞，类似一把无形的手术刀，将被照射区域的肿瘤细胞消灭或者使肿瘤的体积减小。大约有70%的肿瘤患者在抗肿瘤治疗过程中需要用到放疗，通过这种局部治疗可以有效地缓解患者疼痛、出血、梗阻等症状，提高他们的生活质量，控制病情，最终达到延长生存时间的目的。

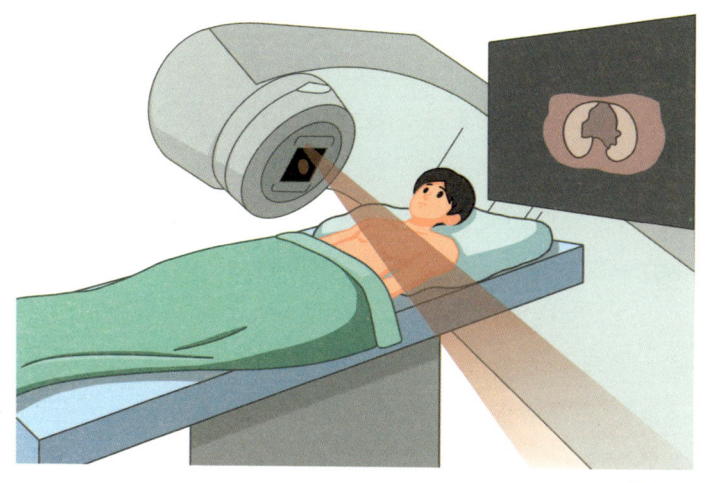

2.放疗有哪些类型?

1)按照射线的种类,放疗可以分为光子线放疗、电子线放疗、质子重离子等粒子线放疗。

(1)光子线是一种由医用线性加速器产生的射线,包括X线和伽马射线,进入人体后能量逐渐衰减。光子线放疗(尤其是X线放疗)是目前应用最普遍的放疗方式。

(2)电子线与光子线不同,电子在加速器中被加速到一定的能量时,直接发出电子线,高能电子线束可直接杀伤或电离肿瘤细胞。电子线的能量一般为6MeV、8MeV、10MeV等。与光子线放疗相比,电子线放疗应用相对较少,主要用于治疗表浅部位的病变,如胸壁电子线放疗和全身皮肤电子线放疗等。

(3)质子重离子放疗是一种比较先进的放疗方式,具有肿瘤组织局部放射剂量高、周围组织放射剂量低的优势,能够很好地在杀灭肿瘤的同时保护正常的组织。目前全国开展质子重离子放疗的医疗机构不多,其需要高端的机器配置,故价格昂贵,使其推广受到一定限制。

2)按照照射的方法,放疗可以分为远距离照射(又称为外照射)和近距离照射(又称为腔内照射)。

(1)外照射是常用的一种放疗方法,为一种非侵入性的治疗方法,绝大多数肿瘤患者都可以采用外照射。

(2)腔内照射是将放射源放入人体的自然腔道内(如子宫、鼻咽、食管等)或插植肿瘤组织中进行照射,从而形成肿瘤局部放射剂量高、周围正常组织放射剂量低的剂量分布结果。常用的腔内照射包括碘125粒子局部植入放疗、铱192腔内后装放疗等。

3)按照使用的技术,放疗可以分为二维放疗、三维适形放疗(3D-CRT)、调强适形放疗(IMRT)、立体定向放疗(SBRT)、图像引导放疗(IGRT)、自适应放疗(ART)等。

(1)二维放疗,俗称"普放",是在精确放疗技术推广应用前的常用放疗技术,由于其具有技术相对简单、精确度有限、正常组织保护性相对较差、不良反应相对较多等特点,目前仅用于皮肤等浅表部位的放疗或姑息性放疗。

(2)三维适形放疗是通过CT定位确定放疗靶区,通过计算机精确计算和设计放疗计划,最终使射线从不同方向照射肿瘤靶区的放疗技术。三维适形放疗的高放射剂量区在三维空间上与肿瘤形状一致或接近,同时降低靶区周边正常组织的放射剂量。

（3）调强适形放疗是在三维适形放疗的基础上发展起来的，与三维适形放疗相比，其放疗剂量分布的适形性更高，故能进一步提高肿瘤内部的放射剂量，并减少正常组织的放射剂量，从而减少放疗的不良反应。

（4）立体定向放疗是在短疗程内通过图像引导技术高精度地实施大剂量放疗的技术，力争达到消融肿瘤的目的。三维适形放疗具有放疗次数少、单次放射剂量高，同时最大限度地减少对周围正常组织损害的特点。大家耳熟能详的一些名词，如射波刀、TOMO刀、速锋刀、伽马刀等都是立体定向放疗技术，只是由于实现该技术的设备不同，厂家赋予的名称有所区别。

（5）图像引导放疗是一种四维的放疗技术，它在三维适形放疗的基础上加入了时间因素的概念，充分考虑了器官、组织在治疗过程中的运动、形变和位移误差，如呼吸运动、日常摆位误差、靶区收缩等引起放射剂量分布的变化和对治疗计划的影响等，在每次放疗之前和放疗期间进行图像匹配，纠正误差，可以实现放疗的精准照射。

（6）自适应放疗是将自适应放疗流程系统集成在同一平台，可在治疗过程中实时获取肿瘤和周围正常组织的高质量影像，在线调整靶区及治疗计划，真正实现肿瘤的精准化、个性化放疗。

4）按照治疗目的，放疗可以分为根治性放疗、新辅助放疗、辅助放疗和姑息性放疗。根治性放疗是通过放疗就能达到手术切除的效果；新辅助放疗、辅助放疗作为手术治疗的一种补充手段在手术前或者手术后进行；姑息性放疗是对晚期患者有症状的病灶进行局部治疗，其主要目的是控制局部疼痛、出血等症状，提高患者生活质量。

3.什么是伽马刀？

伽马刀属于立体定向放疗的一种，是利用钴60释放出的伽马射线（γ射线）治疗疾病。其原理是聚焦高能伽马射线摧毁肿瘤细胞或其他需要杀死的细胞。伽马刀一般用于治疗颅内的良恶性肿瘤、脑动静脉畸形和颅内海绵状血管瘤等疾病。因该设备的固有特点，通常不适合用于治疗颅外肿瘤，如鼻咽癌、肺癌、食管癌、肝癌、前列腺癌等。并且伽马刀更适合治疗直径小于3cm、边界清楚的肿瘤；对于直径更大的肿瘤，应该考虑使用其他可以实现高精确度放疗的直线加速器设备。

4.放疗前有哪些注意事项？

1）在放疗前，医生会与患者及其家属进行充分的沟通，解释放疗的目的、过程、可能的风险及不良反应等。在这个过程中，患者应积极了解治疗相关知识，消除疑虑，以便在治疗过程中更好地配合医生。

2）体位固定与模拟定位是确保放疗精确性的重要环节。患者需要按照医生或治疗师的要求，保持特定的体位，并接受模拟定位，以确保射线能够准确照射到肿瘤区域。在这个过程中，患者需要保持耐心和配合，确保体位的准确性和稳定性。

3）在放疗前，照射区域需要保持清洁，以避免感染。患者应对照射区域进行局部清洁处理，如洗头、洗澡等。同时，注意保持照射区域皮肤的干燥，避免使用刺激性强的化妆品或护肤品。

4）对于需要进行头颈部放疗的患者，口腔状况对治疗效果具有重要影响。因此，在放疗前，患者应接受口腔检查，了解口腔健康状况。如有龋齿、牙周病等口腔问题，应在医生指导下进行相应治疗。

5）心理和生活准备同样重要。放疗可能会带来一定的心理压力和生活不便，因此患者需要做好心理准备，了解放疗过程中常见的心理波动，并积极寻求心理支持。同时，患者还应提前进行规划，如请假、调整作息等，以便更好地应对放疗。

5.放疗后身体会带射线吗？

前面我们介绍过，放疗分为外照射和腔内照射。外照射是体外治疗，设备开始运转就会产生辐射，但设备一停射线就没有了，就好比做CT、X线检查。患者躺在放疗设备上，一般2~3分钟就做完了，最长也就十几分钟，全程无疼痛。患者只有在接受治疗时才会有射线照射到身上，一旦治疗结束射线就会消失，不会在体内残留。所以经过放疗的患者不会带有射线，对包括儿童在内的周围人都是安全的。

腔内照射是把放射性核素放入患者体内进行治疗，有两种方式：一种是将放射性核素永久性植入患者体内，这种情况下患者身体内会带有射线，但放射性核素射线的射程都非常短，通常都在毫米级，只会精准打击肿瘤细胞，患者体表是没有辐射的，跟周围人接触也不会有问题；另一种是将放射性核素通过管道短暂地放入患者体内，治疗数十分钟后再将放射性核素回收,在回收后辐射也就没有了,同样不用担心射线问题。

总的来说,放疗虽然会产生一些局部影响,但都是可控的,对患者的生活影响很小。

(三)消融治疗

1.什么是消融治疗?

消融治疗是在影像技术如CT、彩超、MRI等的引导下精确定位病灶,利用不同的能量消除及融化病灶。消融治疗是针对多种良恶性肿瘤的一种微创治疗方法。

2.消融治疗有哪些种类?

根据使用能量的不同,消融治疗分为物理消融(包括射频消融、微波消融、冷冻消融、不可逆电穿孔、高强度聚焦超声)和化学消融(包括无水乙醇消融、冰醋酸消融、稀盐酸消融)。下面重点介绍比较常用的射频消融、微波消融和冷冻消融。

1)射频消融:可以将射频消融想象成一种用"热能"来治疗肿瘤的方法。就像我们用微波炉加热食物一样,射频消融是利用高频电流转化的热量来"烧掉"肿瘤细胞。

2)微波消融:与射频消融的机制类似,但微波消融利用的是高频电磁波产生的热量来"烧掉"肿瘤细胞。

3)冷冻消融:是一种使用极低温度来治疗肿瘤的技术。冷冻消融是在高压下通过一个特殊的探针分别释放氩气和氦气,氩气使温度迅速下降至零下140℃~零下

190℃，将肿瘤组织冷冻成冰晶，然后氦气使探针迅速升温，导致冰晶融化。这种快速的冷热交替可以导致肿瘤细胞破裂和死亡。这个过程可以想象成用极端的"冰火两重天"来对抗肿瘤。

3.什么情况下可以选择消融治疗？

几乎所有的实体肿瘤，只要病灶周围没有较大血管、神经和空腔脏器，就可以进行消融治疗。

4.如何选择不同的消融治疗方式？

微波产生高热的速度更快、消融的范围更大、治疗时间更短，因此对于病灶较大、周围没有危及器官的肿瘤，微波消融更为有利。在靠近神经的区域，因热消融（射频消融、微波消融）会导致较为明显的疼痛，故不宜使用热消融，或需在全身麻醉的条件下进行。

冷冻消融不会因高温而导致患者显著疼痛，患者耐受性好；但在靠近神经和肠道的区域，冷冻消融容易造成神经坏死或肠穿孔，因此在靠近神经和肠道的区域不适宜使用冷冻消融。

二、系统作战：肿瘤的全身治疗方法

随着科技的飞速发展，肿瘤治疗已经从单一的手术切除，迈向了个性化、精准化治疗阶段。在这一过程中，全身治疗方法扮演了至关重要的角色。肿瘤的全身治疗方法包括化疗、生物治疗和中医药治疗等。这些治疗方法不仅极大地扩展了医生的治疗手段，也为患者带来了更多的希望和选择。接下来，我们将逐一揭开这些治疗方法的神秘面纱，探索它们如何共同构建起抗击癌症的坚固防线。

（一）什么是化疗？

化疗的全称是化学药物治疗，是一种利用化疗药物治疗肿瘤的方法，其通过抑制肿瘤细胞的快速增殖来达到杀灭肿瘤细胞的目的。化疗药物通常采取口服或静脉注射的方式，以便进入血液循环杀灭全身各处的肿瘤细胞。

虽然化疗药物主要针对肿瘤细胞，但也可能影响某些快速增殖的正常细胞，导致一系列的不良反应。目前，化疗仍然是许多肿瘤患者的重要治疗选择之一，已被广泛应用于各种肿瘤的治疗，包括胃癌、结直肠癌、胰腺癌、胆管癌等。

化疗可以作为单独的治疗方法，也可以与其他治疗方法（如放疗、靶向治疗、免疫疗法等）结合使用，以增强治疗效果。随着科学技术的不断进步，化疗领域也在不断发展，具有更好治疗效果和更轻不良反应的化疗药物的出现将给肿瘤患者带来新的希望。

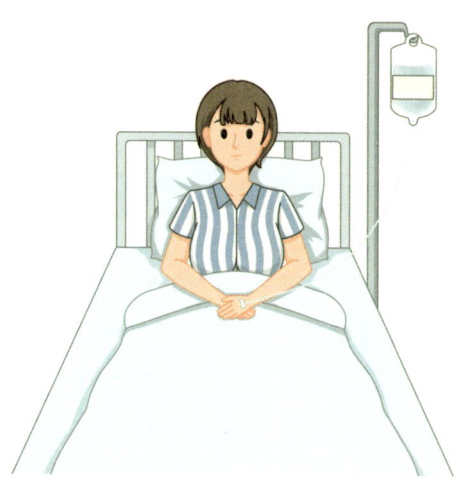

（二）什么是生物治疗？

生物治疗是一种新兴的治疗模式，主要是指运用生物技术和生物制剂，激发、增强机体自身免疫功能，从而达到治疗疾病的目的。它的原理就像是训练一支军队来攻击肿瘤细胞，这支军队是由我们身体自己的士兵组成，比如一些特殊的免疫细胞。

近年来，生物治疗在肿瘤领域发展迅速。与传统治疗方法相比，生物治疗的不良反应较少，可以通过靶向杀灭肿瘤细胞，在延长患者生存时间的同时，提高患者的生活质量。

（三）生物治疗有哪些种类？

按操作模式分类，生物治疗主要分为非细胞治疗和细胞治疗。

1.非细胞治疗

常见的非细胞治疗包括抗体治疗、肿瘤疫苗治疗和基因治疗。抗体治疗目前常用的是单克隆抗体，这种治疗也称靶向治疗，如曲妥珠单抗（赫赛汀），适用于 $HER2$ 过表达的乳腺癌和转移性胃癌。卡介苗（也就是抗结核杆菌的疫苗）现在也常用于肿瘤疫苗治疗，可用于膀胱癌灌注治疗。基因治疗是将某些遗传物质转移到患者体内，使其在体内表达，达到治疗某种疾病的目的，目前多应用于基因缺陷类疾病。

2.细胞治疗

临床上常用的细胞治疗有嵌合抗原受体T细胞疗法（CAR-T疗法）、自体树突状细胞（DC细胞）疫苗、自体自然杀伤细胞（NK细胞）疗法等。

（四）什么是免疫治疗？

免疫治疗是一种利用机体自身免疫系统来对抗肿瘤的治疗方法，属于生物治疗的一种。人体的免疫系统具有出色的识别和攻击异常细胞的能力，但肿瘤细胞可通过自身伪装或削弱免疫细胞来逃避免疫系统的攻击。免疫治疗可以重新激活人体免疫系统，使其识别并摧毁肿瘤细胞，从而阻止肿瘤细胞的生长和扩散。

免疫治疗包括免疫检查点抑制剂疗法、细胞治疗和肿瘤疫苗等，目前在肿瘤治疗中广泛应用的就是免疫检查点抑制剂疗法。

人体免疫系统存在一种负向的免疫调节机制，也就是免疫检查点（PD-1/PD-L1、CTLA-4），它可以关闭免疫系统，防止过度激活的免疫反应杀伤自身正常细胞。然而，肿瘤细胞却可以"劫持"免疫细胞的免疫检查点，强制关闭免疫系统，使其无法杀伤肿瘤细胞。免疫检查点抑制剂疗法就是通过单抗药物（抗PD-1/PD-L1单抗、抗CTLA-4单抗）的防御作用，阻止肿瘤细胞劫持免疫检查点，使免疫系统重新激活杀伤肿瘤细胞。

与放疗、化疗相比，免疫检查点抑制剂更加温和，不良反应相对较轻，一旦起效可以产生持久的抗癌效果。免疫检查点抑制剂已经在多种癌症的治疗中取得显著的成果，包括肝癌、胃癌、胆管癌、非小细胞肺癌、恶性黑色素瘤的治疗等。尽管免疫检查点抑制剂在肿瘤治疗中表现出巨大的潜力，但仍然存在一些困难需要克服，包括有效人群比例较低、免疫相关性不良反应（也就是激活的免疫系统攻击自身正常组织）等问题。

随着临床医生与研究人员的不断努力，相信免疫治疗将会在未来的肿瘤治疗中发挥越来越重要的作用。

（五）什么是靶向治疗？

靶向治疗是一种针对肿瘤细胞特有的异常信号通路或分子靶点的治疗方法。这些靶点可能是肿瘤细胞中过度表达或异常活化的蛋白质、酶或其他分子，它们在肿瘤细胞的生存和增殖过程中扮演着关键的角色。

与化疗、放疗相比，靶向治疗对肿瘤细胞更具有针对性和选择性，可以在杀灭肿瘤细胞的同时减少对正常细胞的伤害，因此靶向治疗疗效较好，不良反应较轻，是当前治疗癌症的重要手段之一。靶向治疗通常与其他治疗方法（如手术、化疗和放疗等）相结合，根据患者的具体情况进行个性化调整，以最大限度地提高治疗的成功率和患者的生存率。

随着对肿瘤分子机制的深入理解和技术的不断进步，靶向治疗将在未来发挥更加重要的作用，为肿瘤患者提供更加个体化、精准的治疗方案。

（六）进行靶向治疗前都需要做基因检测吗？

靶向治疗药物是针对肿瘤细胞的特定分子靶标设计的，因此在使用前通常需要进行基因检测，以确定患者是否有这些特定的基因变化。基因检测可以帮助医生判断患者是否适合使用某种靶向治疗药物，以及选择最合适的治疗方案。

国家卫生健康委发布的《新型抗肿瘤药物临床应用指导原则（2023年版）》中也明确规定：对于明确作用靶点的药物，须遵循靶点检测后方可使用的原则。不过，并不是所有的靶向药物都需要在使用前进行基因检测。

例如，在治疗胃癌时，使用靶向HER2的曲妥珠单抗之前，需要检测患者的HER2状态。如果肿瘤细胞中的HER2过表达（即HER2强阳性），才可以使用这种药物。再如，在治疗结直肠癌时，使用靶向EGFR的西妥昔单抗前，需要检测RAS基因状态。如果RAS基因有突变，则这种药物对患者无效；只有当RAS基因是野生型（无突变）时，才能使用西妥昔单抗。因此，基因检测能够帮助医生为患者选择有效的靶向药物以及排除可能无效的药物。

对于一些抗血管生成的靶向药物，如贝伐珠单抗和呋喹替尼，或者作用于多个靶点的药物如瑞戈非尼，则不需要进行基因检测。抗血管生成的药物主要通过作用于肿瘤中的微血管阻断肿瘤的血液供应来抑制肿瘤生长，而肿瘤中的微血管是普遍存在的，所以不需要检测。多靶点药物能够同时作用于多个靶点来杀伤肿瘤细胞，使用前也不需要进行基因检测。

需要注意的是，随着治疗的进行，肿瘤细胞可能会产生新的基因变异，导致对药物产生耐药性。这时需要重新进行基因检测，并调整治疗方案。因此，在实际使用中，医生会根据患者的具体情况来决定是否需要做基因检测，以确保选择最适合的靶向药物治疗方案。

（七）什么是CAR-T疗法？

CAR-T疗法，又称嵌合抗原受体T细胞疗法。T细胞是人体白细胞的一种，具有免疫功能，它的作用相当于人体内的"战士"，能够抵御和消灭"敌人"，如感染因子、肿瘤细胞等。而CAR-T疗法，通俗来讲，即通过生物技术，将从患者体内采集到的T细胞改造成"超级战士"，专门识别并高效地杀灭肿瘤细胞，从而达到治疗肿瘤的目的。与传统药物治疗相比，CAR-T疗法具有高度靶向性、高度个性化等优势。

（八）CAR-T疗法是如何进行的？

标准的CAR-T疗法主要分为以下几个步骤。

1）分离采样：抽取患者外周血并进行分离纯化，得到患者的T细胞。

2）细胞修饰：在体外激活T细胞，利用生物工程技术将能特异性识别肿瘤细胞的CAR结构转入T细胞，成为CAR-T细胞。

3）体外扩增：根据患者体重和治疗周期，在体外大量扩增CAR-T细胞，达到治疗所需量。

4）CAR-T细胞回输：把扩增好的CAR-T细胞通过静脉回输至患者体内。

5）后续监控：观察患者回输CAR-T细胞后的疗效并严

密监测、处理不良反应。与CAR-T疗法相关的主要不良反应是细胞因子释放综合征、脱靶效应和神经毒性等，严重时可危及生命。

（九）CAR-T疗法适用于哪些肿瘤？

CAR-T疗法目前主要用于血液系统的恶性肿瘤。
1）B细胞前体急性淋巴细胞性白血病。
2）复发或难治性弥漫大B细胞淋巴瘤。
3）复发或难治性滤泡细胞淋巴瘤。
4）复发或难治性套细胞淋巴瘤。
5）复发或难治性多发骨髓瘤。

此外，越来越多的研究聚焦于CAR-T疗法在实体瘤中的疗效和安全性。例如，靶向Claudin18.2的CAR-T疗法在消化道肿瘤中疗效显著，靶向EpCAM的CAR-T疗法在多种实体瘤中也展现出可观的疗效。目前，针对多种肿瘤的CAR-T疗法临床试验正在开展，期待这些研究的结果能够造福更多患者。

（十）肿瘤可以采用中医药治疗吗？

中医药在肿瘤治疗中的应用是一个历史悠久且不断发展的领域。中医药作为我国传统医学的重要组成部分，以其独特的理论体系和治疗方法，在肿瘤治疗中发挥着重要作用。以下是中医药在肿瘤治疗中的几个关键应用方面。

1）辅助手术和放疗、化疗：中医药可以作为肿瘤手术和放疗、化疗的辅助治疗手段，缓解这些治疗过程中可能出现的不良反应，如恶心、呕吐、疲劳和食欲减退等。

2）提高机体免疫力：中医药通过调整人体的气血和阴阳平衡，增强机体的免疫功能，有助于提高患者的整体免疫力，对抗肿瘤的生长和转移。

3）缓解症状和提高生活质量：中医药注重调和人体内环境，通过辨证施治，可以缓解肿瘤患者的症状，提高其生活质量。

4）直接抗肿瘤作用：现代研究已经从一些中药中提取和鉴定出具有抗肿瘤活性的成分，这些成分可能通过影响肿瘤细胞的增殖、分化和凋亡等途径发挥抗肿瘤作用。

5）个性化治疗：中医药强调个性化治疗，根据患者的体质、病情和肿瘤类型，制定个性化的治疗方案。

6）预防复发和转移：中医药在肿瘤治疗后的康复期也发挥作用，通过调整身体状态，可能有助于降低肿瘤复发和转移的风险。

7）心理支持：中医药治疗过程中的某些方法，如针灸、按摩等，不仅对身体有治疗作用，同时也能提供心理安慰和支持。

8）整合医学：中医药与西医治疗方法的整合使用，可以为肿瘤患者提供更全面的治疗方案，实现优势互补。

中医药在肿瘤治疗中的应用是一个多方面、多层次的过程，需要在专业中医医生的指导下进行，以确保安全有效。同时，中医药的研究和应用也在不断地与现代科技相结合，以期为肿瘤治疗提供更多的可能性和选择。

（十一）使用中医药治疗肿瘤有哪些注意事项？

1）不能盲目使用一个处方。不同的肿瘤类型和不同的病情需要不同的中医药治疗方案。因此，不能盲目地选择同一个处方，而应根据具体情况进行药物配伍。

2）避免使用偏方。社会上流传的偏方众多，但并非所有偏方都适用于肿瘤治疗。患者应向专业中医医生咨询，根据自身情况确定是否适用特定的处方。

3）避免只使用中医药。虽然中医药在治疗肿瘤方面有一定作用，但并不能替代传统治疗方法。患者应采取中西医结合的方式，以达到更好的治疗效果。

4）合理使用中成药。中成药是将临床中常见的中草药按经验配方加工成成品，方便携带和使用。但中成药并不能完全针对患者的个体情况，且可能存在一定的毒副作用。患者应按时按量使用中成药，避免损伤身体。

5）注意中药的不良反应。中药虽然源于植物、动物等，但也可能对患者造成不良影响。特别是对于正在接受放疗、化疗的患者来说，应特别注意中药可能带来的不良反应。

6）注意中药与西药的相互作用。如果患者正在接受西药治疗，应咨询医生中药与西药之间是否存在相互作用，以免影响治疗效果。

7）根据病情调整中医药治疗方案。随着病情的变化，中医药治疗方案也需要做相应调整。患者应定期复诊,根据医生建议调整中医药治疗方案。

总之,在肿瘤治疗过程中选择中医药治疗时,患者应充分了解自己的病情和身体状况,咨询专业医生的意见,制定个性化的治疗方案,并注意中医药治疗的禁忌证和不良反应等问题。同时结合西医治疗,采取中西医结合的方式改善和提高治疗效果和生活质量。

三、协同作战:肿瘤的综合治疗

单一的治疗手段往往难以应对肿瘤的多样性和复杂性,综合治疗的概念应运而生,它代表了一种多维度、多学科协同作战的治疗策略。

(一)什么是肿瘤的综合治疗?

随着对肿瘤发生发展机制的深入研究,人们认识到肿瘤是一种复杂的疾病,涉及多个基因和信号通路的异常。单一治疗手段往往难以达到理想的治疗效果。因此,将不同治疗方法进行综合,形成一种更全面、更有效的治疗策略,成为提高肿瘤治疗效果的重要途径。

肿瘤的综合治疗指根据肿瘤的类型、分期,患者的身体状况、年龄、并发症,以及患者的意愿等,将手术、放疗、化疗、生物治疗等多种手段有机地结合在一起,制定个体化的治疗方案。综合治疗的目的是最大限度地改善治疗效果，控制肿瘤的生长和扩散，延长患者的生存时间，同时尽可能地减少治疗过程中的不良反应，提高患者的生活质量。

（二）什么是多学科协作诊疗？

肿瘤是一种复杂的疾病，涉及多个器官和系统，单一专业领域的医生难以全面掌握患者的病情和需求。因此，需要一个由多个专业领域专家组成的多学科团队，共同为患者提供诊断和治疗服务，这就是多学科协作诊疗（MDT）。

多学科团队是由不同专业背景的医护人员组成的一个团队，包括但不限于肿瘤外科、肿瘤内科、放疗科、病理科、影像科、护理、社会工作等人员。多学科协作诊疗的工作模式是对患者的资料进行集中讨论，各专业领域专家共同评估患者的状况，提出各自专业的诊疗意见，并通过讨论达成一致意见，为患者制定一个综合、全面、个性化的诊疗方案。多学科协作诊疗模式有利于整合医疗资源，提高诊疗的精准性和效率。

多学科协作诊疗的核心优势在于：

1）专业互补。各个专业领域的专家可以充分发挥自己的专长，为患者提供最优质的服务。

2）信息共享。多学科团队内部可以实现信息的快速共享，提高工作效率。

3）协同作战。多学科团队可以共同商讨治疗方案，确保患者得到最佳的治疗效果。

4）以患者为中心。多学科团队以患者的需求和期望为导向，为患者提供个性化、全面的诊疗服务。

四、科学探索：肿瘤治疗的临床研究

在医学研究的广阔领域中，临床研究扮演着至关重要的角色，它不仅是评估新药物和治疗方法的基石，也是推动医学进步和改善患者治疗效果的关键。

（一）什么是临床研究？

临床研究旨在评估新药物、治疗方法的疗效和安全性，明确诊断工具或预防措施的有效性，以确定其在患者身上的临床应用是否有效，以及是否存在不良反应。

临床研究通常包括临床试验和临床观察两种形式。临床试验是通过实验性方法来评估新药物或治疗方法的效果，其目的是验证其安全性和有效性。临床观察则是通过对患者进行长期的观察和数据收集来评估患者的病情发展和治疗效果。

临床研究是医学领域的基础性研究之一，对于改善患者治疗效果、推动医学进步具有重要意义。临床研究会遵循一定的伦理规范和法律法规，确保研究的合理性和真实性，保护患者的权益和安全。临床研究的结果对于医学实践和决策具有重要的指导意义，能够为医生提供更有效的治疗方案和更可靠的医疗决策。

（二）临床研究的主要类型有哪些？

1.药物临床试验

药物临床试验是研究新药物或治疗方法在人体内的安全性和有效性的过程。药物临床试验是开发新药物或改进现有药物的重要途径，有助于确保药物的安全性和有效性，提高药物治疗的质量和水平。

药物临床试验分为四个阶段：

Ⅰ期为安全性试验，评估药物的安全性、耐受性和最佳剂量。

Ⅱ期为初步疗效试验，在小规模患者中进行，评估药物的有效性和初步疗效。

Ⅲ期为疗效确认试验，在大规模患者中进行，进一步评估药物的有效性、安全性和剂量效应。

Ⅳ期是对上市药物的安全性和有效性进行监测的阶段。

2.横断面研究

横断面研究是在某一时间点上对人群或样本进行1次观察的研究。它可以描述某一时间点上人群的特征、疾病的分布情况等。

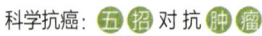

3. 病例对照研究

病例对照研究是一种回顾性研究方法，研究者首先选取一组患者（病例组）和一组未患病者（对照组），然后比较两组之间的暴露因素，从而探究某种可能导致疾病的危险因素。

4. 队列研究

队列研究是一种观察性研究方法，研究者首先确定一个暴露群体和一个非暴露群体，然后跟踪这两组人群的健康状况，以了解暴露因素对疾病的影响。

（三）如何参与临床研究？

患者参加临床研究的具体步骤可能会因不同的研究项目而有所差异，但通常包括以下常见的步骤。

1) 寻找合适的临床研究：可以通过以下途径了解相关信息。

咨询医生：向主治医生或相关专科医生询问是否有适合的临床研究项目。

关注医疗机构网站：许多医院和研究机构会在其官方网站上发布正在进行的临床研究信息。

检索医学研究数据库：一些在线数据库或平台会列出当前的临床研究项目。

2) 评估资格：仔细阅读研究的入选和排除标准，确定自己是否符合参加该研究的条件。这些标准可能包括疾病类型、病情阶段、年龄、性别、健康状况等。

3）联系研究团队：如果符合条件并对某个研究感兴趣，患者可以通过研究信息中提供的联系方式，与研究团队取得联系。他们将进一步介绍研究细节，并安排可能的筛选评估。

4）筛选和评估：研究团队可能会进行一系列的检查和评估，以确定患者是否适合参加研究。这可能包括身体检查、实验室检查、病史询问等。

5）知情同意：在参加研究之前，患者将收到详细的知情同意书，其中包括研究的目的、过程、风险和潜在益处等信息。患者需要认真阅读，如有疑问可以与研究团队进行讨论。如果患者同意参加研究，需要签署知情同意书。

6）参加研究：根据研究的设计和要求，患者可能需要定期前往研究机构接受治疗、接受检查、填写问卷或记录症状等。患者需要按照研究方案的要求进行配合，并如实报告任何不适或变化。

7）跟踪和随访：研究期间，患者可能需要接受定期的跟踪和随访，以监测治疗效果和身体状况。这有助于确保患者的安全，并收集必要的数据。

需要注意的是，参加临床研究是自愿的，患者有权在任何时候选择退出研究。在整个过程中，患者应该与研究团队保持良好的沟通，了解自己的权益和责任。此外，参与临床研究也需要谨慎考虑，权衡潜在的利益和风险。如果对研究的任何方面存在疑虑或不确定，患者可以寻求第三方的意见或进一步咨询。最重要的是，患者的健康和安全始终是首要考虑的因素。

（四）临床研究中知情同意有何意义？

患者的知情同意在临床研究中具有非常重要的意义，主要体现在以下几个方面：

1. 保护患者权益

知情同意可确保患者在充分了解研究的所有相关信息后，自主决定是否参与。这保护了患者的自主权和知情权，使他们能够做出符合自身利益和价值观的决定。

2. 建立信任关系

患者在了解研究的细节、风险和潜在益处后，更有可能对研究团队产生信任感，促进良好的合作和沟通。

3. 确保研究的合法性和道德性

知情同意是临床研究的法律和伦理要求。它体现了对患者尊严和权利的尊重，确保研究符合伦理准则和法律规定。

4. 提高患者的依从性

当患者对研究有更清晰的认识并自愿参与时，他们更有可能积极配合研究的要求，如按时接受治疗、参加随访等，从而提高研究的质量和可靠性。

5. 教育和信息传播

知情同意过程也是向患者传递科学知识和最新治疗进展的机会。这有助于提高患者对自身疾病的了解，增强他们的治疗意识和自我管理能力。

6.促进公众对研究的支持

公众对临床研究的信任和支持对于医学进步至关重要。确保患者的知情同意，可以增加公众对研究的认可度，促进科学研究的发展。

知情同意不仅对患者个人至关重要，也对整个临床研究的可靠性、公正性和社会认可度具有重要影响。它是保障患者权益、提高研究质量和推动医学进步的关键环节。研究团队有责任向患者提供全面、准确和易懂的信息，帮助患者做出明智的决策。同时，患者也应该积极参与知情同意过程，提问并寻求澄清，以确保自己对研究有充分的了解和把握。

五、答疑解惑：那些关于肿瘤治疗的疑问

（一）得了肿瘤后可以治好吗？

当我们说起肿瘤，很多人心里可能会"咯噔"一下，因为"肿瘤"这个词往往被等同于"绝症"。但事实上，肿瘤能否治愈，这个问题的答案可不简单，它牵扯到一大堆因素。

首先，就像我们在前面介绍的那样，肿瘤分良性和恶性两种。良性肿瘤就像个慢悠悠的家伙，它们通常慢慢长大，不会侵犯周围组织，也不会跑到身体其他角落去。大

多数情况下，医生可以通过手术把它完整切除，从而达到治愈效果。而恶性肿瘤，也就是我们常说的癌症，它们就像个急躁的侵略者，不仅长得快，还可能通过血液或淋巴系统跑到身体其他部位去，治疗起来自然也就更复杂。

肿瘤能不能治愈，很大程度上要看发现它的时候它处于什么阶段。如果发现得早，肿瘤还乖乖地待在原地，没有到处乱跑，那么治愈的机会就大得多。随着医学的进步，即使是癌症，只要发现得早、治疗得当，也有可能获得治愈。

不过，对于"治愈"这个词，医生和患者可能有不同的理解。在医学上，如果治疗后检测不到肿瘤细胞，我们称之为"完全缓解"；如果这种状态持续下去，没有复发，那就是"临床治愈"。医生们通常会看一个叫"5年生存率"的指标，意思是治疗后5年内没有复发，基本上就算治愈了。因为统计显示，如果5年内癌症没复发，以后复发的可能性就很小了。但对患者来说，"治愈"可能意味着疾病彻底消失，再也不会回来。

值得注意的是，即使是同一种癌症，不同患者的结局也可能大相径庭。这可能和基因变异，患者的年龄、生活习惯、体质和心理状态等有关。

虽然肿瘤的治愈不是一概而论的，但通过早期筛查、及时诊断、合理治疗和坚持健康的生活方式，提高治愈率是完全有希望的。要想早期发现肿瘤，除了平时自己多留意身体的异常，定期体检也很重要，因为很多肿瘤早期没什么症状，容易被忽视。一旦发现肿瘤，一定要尽快接受规范治疗，这是治愈的关键。对于那些暂时无法彻底治愈的病例，现代医学也能通过各种手段来延长生存时间、提高生活质量。特别是近年来免疫治疗的突破，让越来越多的癌症患者看到了治愈的希望。

（二）肿瘤治疗后会复发吗？

肿瘤，简单来说，就是身体里一些细胞开始不受控制地疯长。我们治疗肿瘤，就是为了消灭这些异常细胞。但有时候，即使治疗后看起来"风平浪静"，可能还是有那么几个"小坏蛋"躲起来了，它们只是暂时休眠，说不定哪天就会苏醒过来，这就是肿瘤复发。

肿瘤复发的风险因人而异，有的肿瘤如皮肤癌、早期乳腺癌，治疗后不太容易复发。而像肺癌、胰腺癌这类更凶猛的肿瘤，即使我们用尽了办法，它们还是可能"卷土重来"。治疗结束后，医生会像侦探一样，定期给患者做检查，用各种医学技术来监视肿瘤的一举一动（在"第五招：肿瘤康复，持之以恒"中有更多关于复查的内容）。

（三）哪些因素会影响肿瘤复发？

有很多因素可能会影响肿瘤复发，常见的因素如下。

1）肿瘤的特性：某些肿瘤本身就具有较高的复发和转移风险，如侵袭性强、分化差的肿瘤。

2）治疗的效果：不完全的手术切除、不规范的化疗或

科学抗癌：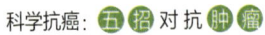

放疗等可能导致肿瘤残留，增加复发的概率。

3）肿瘤的分期：晚期肿瘤通常比早期肿瘤更容易复发。

4）患者的免疫功能：免疫功能低下的患者更容易发生复发。

5）生活方式和环境因素：如吸烟、饮酒、不健康的饮食、长期暴露于致癌环境，都可能增加肿瘤复发的风险。

6）遗传因素：某些遗传基因突变可能与肿瘤的复发有关。

（四）如何预防肿瘤复发？

肿瘤复发是个复杂问题，牵扯到细胞、基因、治疗方法等多个方面。我们可能无法完全杜绝肿瘤复发，但通过科学的方法，可以尽量降低复发的风险。相关研究者正在不断研究新招，如靶向治疗和免疫治疗，来帮助我们对抗肿瘤复发。

别忘了，健康的生活方式也很重要。良好的饮食习惯、规律运动、保持健康体重、戒烟限酒，这些都有助于降低复发风险，提高生活质量。当然，和医生保持良好的沟通也很关键。定期复查，及时发现复发迹象，就能尽早采取措施，争取最好的治疗效果。

（五）肿瘤复发了该怎么办？

如果肿瘤复发了，它可能在老地方出现，这叫局部复发；也可能跑到了附近的"邻居"家（附近的淋巴结或组织），这叫区域性复发；也可能跑到身体更远的角落去（通常是肺、肝、骨或脑），这就是远处复发。对付局部复发和区域性复发，医生可能还会用手术或放疗来解决；而远处复发就得动用更高级的武器了，如化疗、靶向治疗或免疫治疗。

首先，理解肿瘤复发的本质至关重要。肿瘤复发的原因多种多样，可能是由于初始治疗未能彻底消除所有肿瘤细胞，或者是因为肿瘤的生物学特性导致它具有较高的复发倾向。无论复发的原因是什么，与医疗团队紧密合作，及时进行复查和重新评估是至关重要的第一步。通过使用影像学技术和生物标志物检测，医生可以详细了解肿瘤的特性和复发的范围，从而制定针对性的治疗计划。

治疗复发肿瘤的手段包括手术、放疗、化疗、靶向治疗和免疫治疗等，具体取决于复发肿瘤的类型、位置及患者的整体健康状况。此外，许多患者可能会参加临床试验，这为他们提供了尝试新型治疗方法的机会。这些治疗可能针对特定的生物标志物或采用新的药物组合，以提高治疗效果并降低再复发风险。

除了治疗技术，心理和情感调节在治疗过程中也扮演着重要角色。肿瘤复发的消息可能会引发患者一系列复杂的情感反应，如焦虑、沮丧或恐惧。寻求心理咨询、参加癌症支持小组或与信任的亲友分享感受，都是应对这些挑战的有益方式。这些方式不仅可以提供情感慰藉，也是获取信息和共享经验的渠道。

坚持健康的生活方式对于应对肿瘤复发也是非常重要的。健康的饮食习惯、规律的体育活动和足够的休息都有助于提高患者的身体素质和生活质量，使患者更好地应对治疗并减轻不良反应。此外，避免烟草和限制酒精摄入对于降低进一步复发的风险也十分关键。

最后，面对肿瘤复发的挑战，保持积极乐观的心态至关重要。虽然这可能是一个艰难的过程，但通过利用可用的医疗资源、积极参与治疗决策，以及寻求情感和心理支持，患者可以继续前行，克服挑战。

第五招

肿瘤康复，持之以恒

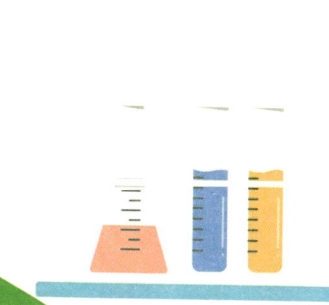
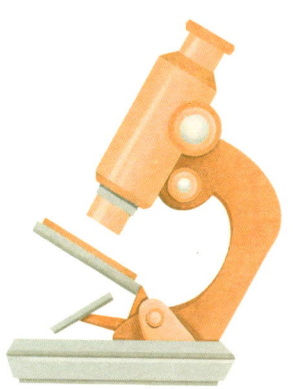

一、复查与随访：监测肿瘤的哨兵

（一）什么是复查和随访？

对于肿瘤患者来说，复查和随访是两个相关但略有不同的概念。

复查通常指肿瘤患者进行定期的检查和评估，以监测肿瘤的发展情况、治疗效果及整体健康状况。多数时候是通过实验室检查或者影像学检查来了解患者的情况，判断患者接受治疗以后的疗效，以及在随访过程当中有没有出现复发或者转移。在复查过程中，患者可能会接受CT、MRI等影像学检查，血液检查，病理学检查等。复查的目的是及早发现肿瘤复发、转移或其他变化，并根据需要调整治疗方案。

随访包括对肿瘤患者的长期追踪和关怀。除定期复查外，随访还包括与医生或医疗团队的定期沟通、健康咨询、生活方式指导、心理支持等。随访的目的是提供全面的医疗关怀，帮助患者管理疾病，提高患者的生活质量，并及时处理可能出现的问题。

第五招 肿瘤康复，持之以恒

（二）肿瘤患者为什么要坚持定期复查？

对于肿瘤管理来说，复查是非常重要的环节，可以帮助患者和医生共同管理肿瘤，减少治疗的不良反应，帮助患者获得更好的治疗效果及更高的生活质量。

1）肿瘤是一种复杂的疾病，即使经过治疗，也存在复发或转移的风险。定期复查可以早期发现肿瘤复发或转移的迹象，从而及时采取治疗措施，提高治疗效果和生存率。

2）定期复查可以监测治疗的不良反应和其他健康问题。肿瘤治疗可能会导致一些不良反应，如疲乏、恶心、呕吐等，通过定期复查，医生可以及时发现并处理这些问题。

3）定期复查还可以让医生了解患者的身心状况、生活质量等，提供个性化的心理支持和康复指导，根据复查结果调整治疗计划，帮助患者更好地应对肿瘤带来的挑战。

最重要的是，定期复查可以让患者知道自己的健康状况，如果复查结果不理想，可以及时干预，对症处理，从而获得更高的生活质量。

（三）复查时需要做哪些检查项目？

复查时的检查项目根据肿瘤的类型、分期、治疗方案和患者的具体情况而有所不同，一般包括医生询问病史、体格检查、影像学检查、血液检查、病理学检查等。常见的复查项目及其作用见表7。

表7 常见的复查项目及其作用

复查项目	举例	作用
影像学检查	CT、MRI、超声检查等	监测肿瘤的大小、位置和形态，以及检查肿瘤是否有转移
血液检查	血常规、肝功能、肾功能、肿瘤标志物等	了解整体健康状况和肿瘤标志物的变化
病理学检查	病理活检	确定肿瘤的性质和分期，为制定治疗方案提供依据
其他检查	胃肠镜、纤支镜	根据肿瘤的位置和特性选择

（四）胃肠镜、CT等检查项目需要间隔多久进行1次？

不是每位肿瘤患者都需要复查胃肠镜，对于胃肠道肿瘤术后患者，一般术后每年需复查1次，之后根据具体情况每1～3年复查1次，如果其间出现腹痛、便血等异常症状，应随时复查。具体复查时间还需根据患者的病情、手术方式及身体恢复情况等，由医生综合判断后确定。

对于CT检查，如果是肺癌等术后，通常术后2年内每3～6个月复查1次胸部CT，术后2～5年每6～12个月复查1次，5年以后可适当延长复查间隔。对于其他情况，CT复查时间则需根据具体病情和医生建议来确定。

以上只是大致的参考，具体复查时间应根据患者的疾病状况、治疗效果、恢复情况等,由医生综合判断后进行个性化安排。一般来说,在治疗后的初期,复查频率会比较高,以监测治疗效果和肿瘤的反应。随着时间的推移,如果肿瘤得到控制,复查频率会逐渐降低。但如果患者出现任何新的症状或异常,可能需要提前进行复查。

(五)从哪里可以获取随访资源?

绝大多数肿瘤患者需要反复多次治疗及随访。患者可充分利用线上门诊、微信公众号、线下门诊、慢性病连续管理服务包等方式进行随访。以四川大学华西医院为例,患者可根据情况选择慢性病连续管理服务包,可提供更专业的随访项目和资源,便于患者及时向医生反馈和沟通检查结果、恶心呕吐等不良反应、深静脉置管并发症、癌痛等相关情况,同时有利于医生对患者进行相应的指导,解答患者的疑惑,尽量减少患者治疗期间和治疗完成后的肿瘤相关并发症和治疗相关不良反应的发生。同时,慢性病连续管理服务包的服务内容还包括按照患者疾病治疗情况,合理安排线下专家门诊、绿色通道入院等服务,并通过专题讲座、专题沙龙、个性化健康教育等提高患者对自己病情及相关治疗的认识。

现在许多公立医院有在线医疗平台和健康应用程序等,提供了丰富的医疗信息和资源。患者及其家属可以主动向医生提出问题,了解更多关于随访的细节和注意事项。同时,社区卫生中心、康复中心等也可能提供一些随访资源和支持，但一定要注意鉴别，务必选择正规医疗机构。

最重要的是，患者要积极参与自己的健康管理，按照医生的建议进行随访，及时报告任何身体不适或变化。

二、饮食与营养：重建身体的基石

（一）什么样的饮食有利于肿瘤康复？

当肿瘤成为生活的一部分时，保持良好的营养状态对于治疗和康复非常关键。患者应该定期到医院进行营养评估，确保营养的充足和平衡。

在饮食上，患者应追求食物的多样性和均衡搭配。不妨多吃全谷物和杂粮，它们含有丰富的纤维素，有助于肠道健康。同时，优质蛋白质来源如瘦肉、鱼类和豆类也是必不可少的，它们对于身体恢复至关重要。蔬菜、水果和其他植物性食物富含维生素、矿物质和抗氧化物，这些都是增强免疫力、帮助抗击肿瘤的好帮手。

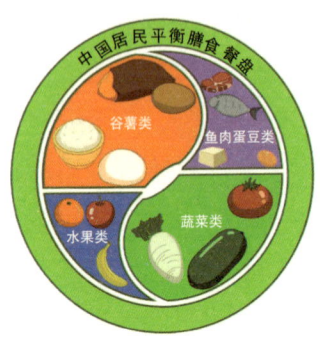

想象一下，你的餐盘是一个色彩缤纷的调色板，其中蔬菜、水果、蛋白质和主食各

占1/4。这样的比例不仅营养全面，还能满足你的味蕾。对于需要控制血糖的患者，可以适当减少主食，增加蔬菜的比例。同时，别忘了适量添加乳制品，比如牛奶和酸奶，它们是钙和其他营养素的良好来源。尽量避免烟熏、腌渍和烘烤食物，远离酒精，这些都有助于降低肿瘤发生的风险。

在烹饪时，尽量选择蒸、煮、炖等温和的烹饪方式，这样可以最大限度地保留食物中的营养素，减少有害物质的生成。减少使用富含饱和脂肪酸的油脂，以维护心血管健康。

记住，肿瘤患者应该关注日常的营养摄入，结合适当的运动，维持健康的生活方式。通过合理的饮食和适量的锻炼，患者不仅能提升身体素质，还能提高生活质量，更有力地面对肿瘤的挑战。同时，定期监测身体状况，及时进行必要的检查和评估，以便早期发现并解决可能出现的问题。在医生和营养师的指导下，制定适合自己的营养和运动计划，以促进最佳康复。

（二）化疗患者如何饮食？

化疗期间，患者的饮食模式更应注重高蛋白质、高维生素的特点。

1）蛋白质是修复身体组织及白细胞再生的重要成分，化疗患者应在平衡膳食的基础上摄取足量富含蛋白质的食物，如鸡蛋、大豆类食物、奶及奶制品、瘦肉等。

2）对于贫血患者，建议适量补充富含铁元素的食物，如红肉及动物肝、动物血等。

3）蔬菜和水果富含抗氧化维生素及纤维素，有助于减轻化疗不良反应，改善胃肠功能。建议每天摄入3～5份（每份100g）新鲜水果和蔬菜。

4）化疗期间，为了减轻消化道负担，注意选择清淡细软、易消化的食物，如鸡蛋羹、清蒸鱼、肉丸子、炖肉、豆腐、酸奶、软饭、龙须面、馒头、细软的蔬菜等，避免油腻、粗硬、味道过浓或辛辣等食物。

5）化疗患者身边可常备一些营养加餐小零食，如面包、苏打饼干、酸奶、水果、坚果等，以补充营养所需。

（三）肿瘤患者能吃"发物"吗？

在中医理论和实践中，"发物"是一个常见的概念，是基于药物的四气五味而形成的用药经验，是中医"忌口"的一个代名词。发物包括一些药物及食物种类，不同的中医医生，给出的"发物"名单可能各不相同。常见的"发物"包括韭菜、香菜等蔬菜，带鱼、鲤鱼、蛤蜊、螃蟹、虾、海参等水产品，以及羊肉、狗肉、鸡肉、鸭肉等肉类。这里面其实有很多是优质蛋白质来源。

肿瘤患者是否需要禁食"发物"要根据患者本身的营养状况和个体差异来考虑。例如，一些患者可能对这些食物中的蛋白质过敏，那么就需要避免食用。肿瘤患者由于疾病本身和治疗的影响，往往面临着营养不良的风险。

因此，增加能量和蛋白质摄入对于改善营养不良状况至关重要。肉、蛋、奶等富含蛋白质的食物，自然成为肿瘤患者膳食中的重要组成部分。然而，这并不意味着患者可以无节制地摄入这些高蛋白质食物。在保证蛋白质摄入的同时，患者还需要注意其他营养素的平衡，以避免出现营养过剩或营养不均衡的问题。

（四）手术患者有哪些饮食建议？

手术后，身体进入一个关键的恢复期，这个阶段的饮食需要谨慎选择，以促进身体恢复健康。以下是一些建议，帮助患者避免可能影响恢复的食物。

1）避免高激素食物：某些动物性食品可能含有较高水平的激素，这些激素可能干扰身体的自然恢复过程。因此，建议选择自然放养或有机认证的肉类和乳制品。

2）减少刺激性食物：辛辣食物、酒精和某些调味品可能会刺激消化系统，延缓伤口愈合。在术后恢复期，尽量选择温和、不刺激的食物。

3）选择易消化的食物：手术后，消化系统可能需要一些时间来恢复正常功能。选择易消化的食物，如瘦肉、蒸煮的蔬菜和水果，可以帮助减轻胃肠负担。应减少摄入酒酿、糯米等黏腻厚味的食物，这些食物在中医理论中属于湿热性质，可能会加重患者体内的湿热状况，不利于身体的恢复。

4）注意控制饮食中油脂的摄入量。过多的油脂摄入不仅会增加患者的体重，还可能对患者的心血管系统造成负担。在术后，患者的身体需要更多的营养来支持恢复，但过多的油脂摄入可能会阻碍营养的吸收和利用。因此，患者应选择低脂、清淡的饮食，以促进身体的康复。

（五）放疗与化疗患者有哪些饮食建议？

在放疗与化疗期间，患者的免疫系统可能受到较大影响，口腔和消化系统也可能受到不同程度的损伤。因此，在饮食上需要特别注意，以免加重患者的不适或引发不良反应。

1）避免食用较硬、粗糙的食物。这类食物容易刮伤消化道黏膜，导致消化道炎症、出血等问题。因此，在放化疗期间，患者应选择柔软、易消化的食物，如稀粥、面条、蒸蛋等，以减轻消化道的负担。

2）尽量避免食用刺激性食物。这类食物可能对口腔和消化系统造成刺激，导致口腔溃疡、胃痛、腹泻等不适。同时，患者应远离咖啡因和酒精。这些物质可能会引起口腔刺激和胃肠道不适，加重患者的不适感。

3）保持水平衡。在身体条件允许的情况下，建议患者在化疗期间每天饮水2000～3000mL，可少量多次地饮用温水，避免在短时间内大量饮水。对于心功能、肾功能不全的患者，应在医生的指导下适当饮水。如果存在口腔溃疡或腹泻等情况，可在医生指导下适量添加电解质饮料，以补充身体所需的电解质。

4)减少高脂肪食物的摄入。高脂肪食物可对胃肠道产生负担,引发腹泻或便秘等问题。因此,在放疗与化疗期间,患者应限制高脂肪食物的摄入,包括油炸食品、肥肉等。

5)尽量避免高糖食物。高糖食物可能会导致血糖波动,影响患者的能量水平和免疫功能。

6)避免食用未熟的食物。这类食物可能含有细菌或寄生虫,可增加感染的风险。因此,在放疗与化疗期间,患者应选择新鲜、熟透的食物,确保食品安全。

(六)靶向治疗患者有哪些饮食建议?

在靶向治疗期间,患者需要注意避免一些可能干扰药物效果的食物或饮料。

西柚及其相关产品便是一个需要特别注意的例子。西柚是一种营养丰富的水果,它含有多种对人体有益的成分。然而,其中含有的呋喃香豆素及其化合物会对靶向药物产生强烈的抑制作用。这种化合物会导致药物在体内滞留时间过长或浓度过高,从而影响治疗效果。

这种影响不仅可能导致药物效果减弱,甚至可能引发一系列不良反应。例如,一些靶向药物在体内滞留时间过长可能导致药物毒性增加,对患者的健康造成潜在威胁。药物浓度的波动也可能影响患者的治疗体验和治疗效果的稳定性。

为确保靶向治疗的效果,在服药期间患者应保持与医生的沟通，了解并遵循相关的饮食和用药建议。

（七）没食欲、吃不下怎么办？

为了帮助肿瘤患者提升食欲，可以尝试以下策略。

1）改善口腔环境：进食前，可以用温水或漱口水漱口，这样可以有效地减少口腔的异味，为后续的进食营造一个良好的口腔环境。

2）积极心理暗示：可以适当给自己做一些心理暗示，告诉自己这顿食物是美味可口的，以此来保持良好的心态，从而更容易产生食欲。

3）适当运动：在体力允许的情况下，可以选择外出散步或者打太极拳等轻度运动。这些运动不仅有助于消耗体力，增强食欲，还可以促进身体的新陈代谢，提高免疫力。当然，在选择运动时，也要根据自己的身体状况来合理安排，避免过度运动导致身体不适。

4）多样化饮食：遵循多样化饮食的原则，避免摄入过于单一化的食物。推荐的食物包括肉类、蛋类、奶类、鱼虾类、坚果和豆类等。这些食物不仅营养丰富，而且口感各异，可以让患者在进食的过程中享受到更多的乐趣。

5）注意烹饪方式：尽量选择清淡、健康的烹饪方法，避免油腻、辛辣的食物刺激肠胃。

6）少量多餐：将一天三餐改为一天五到六餐，每餐的摄入量可以适当减少，但要保证营养均衡。同时，也可以每隔几小时适量进食一些小吃或零食，以维持身体的能量需求。

7）视觉与味觉刺激：为了刺激食欲，可以适当摄入一些较温和的刺激性食物或颜色鲜艳的食物。例如，可以适当添加一些葱姜蒜等调料来增加食物的口感；或者选择一些颜色鲜艳的水果和蔬菜，如草莓、樱桃、胡萝卜等，来增强对食物的视觉感受，从而激发食欲。

8）调整食物质地：当进食固体食物困难时，可以考虑改为营养丰富的流质饮食或半流质饮食。例如，可以用水果或牛奶制成奶昔、酸奶等饮品；或者做一些鸡蛋羹、豆腐脑等软食；还可以在粥中加入适量的肉末、坚果碎等食材，以增加食物的口感和营养价值。

9）寻求专业帮助：如果通过以上方法食欲仍未得到改善，可以考虑去医院复诊，寻求专业医生的帮助和指导。医生可能会根据具体情况，给出更加针对性的建议和治疗方案，帮助患者恢复正常的食欲和摄食量。

（八）普食、软食、半流质饮食、流质饮食是指什么？

1.普食

普食，全称是"普通饮食"，即通常所说的一天三餐，是日常生活中的基本饮食模式。然而，为了保持健康，需要注意避免摄入过多的油腻、辛辣及不易消化的食物。同时，营养均衡也很重要，需要确保摄入足够的蛋白质、碳水化合物、脂肪及各类维生素和矿物质。

2.软食

软食在普食的基础上,更强调食物的软烂程度和易消化性。软食通常包括烂米饭、面条、馒头等,这些食物不仅易于咀嚼和吞咽,还能提供足够的热量,满足身体的基本需求。在享受软食的同时,还需要避免一些不利于消化的食物,如芹菜等高纤维素蔬菜、煎炸食物、凉菜、大块肉类、坚果等。这些食物可能会加重胃肠负担,影响身体的康复。

3.半流质饮食

半流质饮食的形态类似于半流体,每餐限量,蛋白质含量稍低。一般来说,半流质饮食每天需要进食5~6次,每次食物总量约300mL。半流质饮食包括粥、烂面、小馄饨、蒸蛋、豆腐脑等,可以在其中加入肉末、肉泥、鱼片、虾仁、菜泥、嫩菜叶、果泥等,以增加食物的口感和营养价值。

4.流质饮食

流质饮食多为液体或可在口中融化为液体的食物,需要每2~3小时进食1次,每次200~250mL。由于流质饮食的能量、蛋白质及其他营养素含量相对较低,因此只能短期使用。常见的流质饮食包括米汤、汤类、果汁、牛奶、豆浆等。需要注意的是,纯果汁对于糖尿病患者来说需要慎用,因为其中含有较高的糖分。

总之,无论是普食、软食、半流质饮食还是流质饮食,都需要根据患者的身体状况和需求进行合理的选择和搭配。同时,保持良好的饮食习惯和生活方式也是维护健康的重要因素。

三、运动与康复：恢复活力的阶梯

（一）肿瘤患者可以运动吗？

大量医学研究证实，恰当、合理的运动对肿瘤患者是有益的。例如，强度适宜的有氧运动，如散步、游泳和瑜伽，能够加强身体力量和耐力，改善心肺功能，帮助缓解压力和焦虑，显著提升生活质量。

但需要注意的是，需在医生的指导下，根据患者的具体情况设计合适的运动计划，并及时调整，避免可能的健康风险。

相关指南建议，尝试每周至少进行150～300分钟的中等强度运动。可以计划为每周5天、每天锻炼30分钟。中等强度运动包括平地骑自行车、慢步走、太极拳、游泳等。

（二）肿瘤患者术后做哪些运动可以帮助康复？

1.轻度有氧运动

轻度有氧运动有助于提高心肺功能，促进血液循环，加速康复过程。有氧运动方式包括游泳、瑜伽、散步、快走、慢跑、太极拳等，每周运动3～5次，每次20～60分钟为宜。

2.呼吸锻炼

呼吸锻炼有助于恢复肺部功能,减少呼吸困难。呼吸锻炼方式包括缩唇呼吸、腹式呼吸、全身呼吸操等,每周训练4～5次,每次30分钟。

1）缩唇呼吸:闭嘴经鼻吸气,缩口唇做吹口哨样缓慢呼气,吸气和呼气的时间比例为1:2。15～20次为1组,每天早、中、晚各进行1组训练。

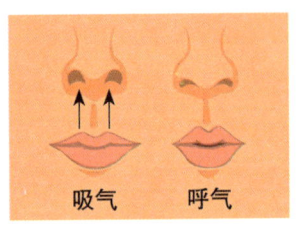

2）腹式呼吸:取平卧位,用鼻吸气,吸气时小腹尽量鼓起;吸满气后稍作停顿,缓缓呼气;呼气时小腹尽量收回,节律缓慢而深。频率为每分钟6～10次,以不感觉憋气为标准,每组持续15～20分钟,每天做3～5组。

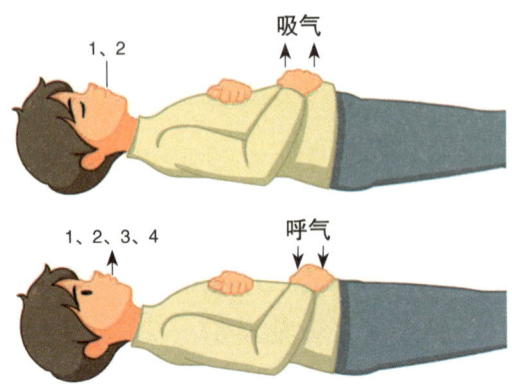

3）阻力呼吸：取站立姿势或坐姿，先深吸一口气，对着气球慢慢吹，直到吹不动为止。需要强调的是，吹气球不在于吹得快，也不在于吹得大，只要尽量把气吹出就可以，不要过于勉强。根据自己的身体状况量力而行。每天3～5次，每次2～3分钟。

3.抗阻运动

抗阻运动是肌肉在克服外来阻力时进行的主动运动，如使用弹力绷带进行运动等，主要作用是增强肌肉力量。建议每组20～60分钟，每天进行1～3组，每周运动2～3天。

4.拉伸运动

拉伸运动，也称为柔韧性训练，是一种通过伸展肌肉和关节来增加身体柔韧性、改善肌肉弹性和扩大关节活动范围的运动。拉伸运动对于所有人，特别是那些久坐或参与高强度运动的人来说，都是非常重要的。

（三）肿瘤患者运动的注意事项

1.运动前

建议由主管医生进行全面评估，测试体力、检查心肺功能，判断能否运动，以及确定运动的强度。开始运动前，应进行5～10分钟准备活动和放松活动，使心率变化适应运动强度变化，避免运动后出现不适。

2.运动时

应循序渐进，先选择低强度的运动，每次运动5～10分钟，以稍微出汗即可。身体适应后，再逐步增加运动强度、延长运动时间。肿瘤患者不宜参加剧烈运动，运动时比较适合的心率范围为最大心率的50%～70%，即（220－年龄）×（50%～70%）。如果能适应这个强度，再延长运动时间到30分钟即可。运动适宜安排在早晨或下午进行，不宜在饱餐后或饥饿时进行。频率可以每周3～4次，或隔天进行。体质较好者，也可坚持每天运动。

3.运动后

如果运动后感觉精神抖擞、心情愉快、睡眠及食欲好，没有心悸、气短等情况出现，或虽有疲劳感，但经休息后可恢复正常，说明运动强度适宜，可以保持这个运动强度。如果运动后感到异常疲劳，饮食、睡眠均欠佳，经休息后仍感周身无力，甚至对运动产生厌倦感，说明运动强度过大，应及时予以调整，减小至合适的运动强度。

温馨提示：

● 运动环境宜选在公园、草地、林间等空气新鲜和环境清静处。

● 运动时尽量选择宽敞、平坦的地面。

● 户外运动时可以选择安全且光线充足的地方，最好有家属陪伴。

● 如果感染风险较高（如白细胞减少），运动时尽量不要选择公共健身房，以及注意远离人群。

● 放疗期间，皮肤没有炎症或者溃疡时可以按计划运动，但运动后应洗净皮肤，降低对放疗部位皮肤的刺激。

● 天气过冷、过热或刮风下雨，应适当减小运动强度。

● 运动时要注意及时补充水分，避免脱水。

● 合并糖尿病者运动时应随身携带糖块，在血糖较低的情况下随时服下，避免发生低血糖。还应注意随身携带糖尿病卡，写明姓名、年龄、住址、电话等。

（四）乳腺癌术后运动建议

全乳切除术及保乳手术后，按4个时间段进行运动，促进患肢功能恢复。

1.手术后24小时内

活动腕部和手指，可增加屈腕、伸指和握拳等相关锻炼。

1）腕部和手指活动：手术侧肢体伸直手臂、手掌朝上，用对侧手轻轻按压手术侧手的手指，让腕部向下弯曲，感受前臂的伸展，保持5～10秒。

2）伸指练习：双侧手臂伸直，手掌朝下。慢慢尝试将每个手指尽可能向后伸展，尤其是对感觉紧绷的手指进行伸展。保持伸展状态5～10秒后放松。

3）握拳练习：双侧手臂伸直，慢慢地握拳，尽量不移动手腕。保持握拳状态5～10秒，然后缓慢松开，直至手指完全伸直。

4）海绵挤压：手术侧手握住一个不太硬的海绵或者柔软的球，慢慢用力挤压，保持5～10秒后放松。

2.术后1～3天

开展上肢肌肉等长收缩运动，通过肌肉泵作用促进血液、淋巴循环，逐步过渡至肩关节功能锻炼。

1）伸臂：取站立姿势或坐姿，保持背部挺直。将手术侧手臂慢慢地向上提升至头顶，或提高至感觉舒适的位置。保持这个位置几秒，然后慢慢将手臂放下回到原位。重复5～10次。

2）屈肘：坐在椅子上，手臂放在身体一侧，保持手掌朝上，慢慢弯曲肘部，尽量向肩膀靠拢，保持几秒，然后缓慢放松手臂回到起始位置。重复5～10次。

3）手臂摆动：取站立姿势或坐姿，手腕松弛，轻轻地前后摆动手臂，不要抬得太高，以避免造成不适。持续进行1～2分钟。

3.术后4～7天

开展肩关节功能锻炼，由于接近腋下切口部位的瘢痕组织尚没有形成，因此早期锻炼可针对斜方肌、三角肌和背阔肌，使其尽快恢复功能。

1）肩部绕环运动：取站立姿势或坐姿，保持身体挺直，伸直手臂，用手臂向外旋转画出最大的圆圈。先顺时针旋转几圈，再逆时针旋转几圈。

2）推肘运动：取站立姿势面向墙壁，肘部弯曲置于墙壁上，向墙壁轻轻施力。保持几秒再放松。

3）抬肘运动：取站立姿势，手臂下垂，慢慢地抬起肘部至与肩平行，或至舒适位置。保持几秒，再慢慢放下手臂。

4）外展活动：取站立姿势或坐姿，双臂自然下垂。将手臂横向举起至肩部高度，保持手掌朝下。保持几秒再缓慢放下手臂。

5）手臂运动：伸直或弯曲肘部，轻轻摆动手臂，像展翅一样从身体两侧向上提升，逐渐增加提升的高度。

6）肩部运动：轻轻将肩膀向上提至耳朵旁，向后转肩，每次练习10次。

4.术后1周

肩关节活动范围逐渐扩大，可以开始锻炼手术侧上肢，开展爬墙运动。

爬墙运动：面对墙壁站立，距离墙壁约5cm，双手放在墙上，与肩同高。手指像爬行一样沿着墙面向上爬或滑动，直到感到拉伸为止。保持伸展的位置几秒，缓慢将手降至原位，重复5～10次。

（五）肺癌术后运动建议

1.上肢锻炼

根据患者的情况，术后6小时即可开始握拳运动。首次运动时，可微微握拳，然后缓慢张开手掌，随着术后身体逐渐恢复，开始用力握拳、用力张开五指、活动手腕等，每天3次，每次5～7分钟。

术后48小时，可在原来的运动基础上增加屈肘、肩部绕环运动等，每天3次，每次10分钟。随着患者逐渐恢复，可逐渐增加运动量。

2.呼吸锻炼

具体参考肿瘤患者术后的呼吸锻炼相关内容。

3.咳嗽锻炼

患者可以通过咳嗽来清除呼吸道分泌物，减小肺部感染风险。其方法是：深呼吸，憋气2~3秒后，再用力咳嗽，重复3~4次。

4.呼吸体操训练

呼吸体操训练是在腹式呼吸及缩唇呼吸的基础上加肢体运动训练。

在术后早期、胸腔引流管拔出之前，在坐位或卧位的状态下进行下肢屈伸或抬腿，每组10次，每天3组。在进行上肢呼吸体操训练时，可同时完成上举、前伸、双臂外展扩胸等动作，每组15~20分钟，每天3组。

在拔管后，可适当进行室内、廊内的步行训练，用餐训练，如厕训练等。

5.有氧运动

术后1周，根据患者的具体状况，可进行适量的步行锻炼。随着术后恢复，逐渐开始快走。首次快走时，可先进行100m的练习，随着身体恢复和耐受性增强，逐渐增加至1000m。

（六）肺癌术后运动的注意事项

呼吸肌锻炼过程中有一些事项需要注意。

1）切记不要在饱食、睡眠不足和疲惫的情况下进行运动。

2）要选择合适的锻炼姿势，避免对胸廓、腰背部的压迫和损伤。

3）呼吸要平稳有序，不要过度用力，以免导致呼吸急促、心跳加快。

4）运动中如果出现胸闷、气促、头晕等不适症状，应立即停止运动，休息片刻后再进行运动。

（七）肿瘤患者多久可以恢复活动、社交、工作？

肿瘤患者恢复活动、社交和工作的时间因个人情况而异，通常取决于多种因素。一些肿瘤患者在手术或化疗后的1年左右可能已经有所恢复，能够开始工作。保持乐观、豁达的心态，正视现实，尽量让自己的情绪不受外界影响，适当参加社交活动，多与朋友接触，接受鼓励，对恢复也是有帮助的。恢复社交活动的时间也因人而异。一般来说，患者需要在治疗期间或康复期间减少社交活动，专注于康复和休息。然而，一旦身体条件允许，患者可以逐渐增加社交活动，但要注意避免过度疲劳和感染的风险。

四、居家护理：提高生活质量的基石

（一）术后常见并发症的居家护理

手术是治疗肿瘤的常用方法之一，常见并发症有术后出血、切口裂开、切口感染、肺部感染、泌尿系统感染、疼痛、深静脉血栓形成等。

1.术后出血

术后出血常于术后24～48小时发生，患者及其家属需要观察切口敷料情况，引流液量、性状、颜色，评估出血量。若为少量出血，采取加压包扎，遵医嘱使用止血剂；若出血量大，立即前往医院就诊。

2.切口裂开

术后切口裂开多见于腹部及肢体邻近关节处，主要原因有营养不良、切口压力突然增加。为预防术后切口裂开，居家护理中可以采取以下措施。

1）手术前后加强营养支持，控制血糖戒烟戒酒等。

2）术后请医生评估拆线时间，避免过早拆线。

3）切口外适当用腹带或胸带包扎。

4）及时处理引起胸腹压增高的因素，如腹胀、排便困难、剧烈咳嗽。咳嗽或打喷嚏时用手轻压切口。

5）必要时及时就诊。

3.切口感染

切口感染常发生于术后3~5天，常见感染症状包括局部红、肿、热、痛，出现渗液或波动感等，伴或不伴体温升高。实验室检查常见白细胞增多。为预防术后切口感染，居家护理时可以采取以下措施。

1）术前控制全身性疾病（如糖尿病等），加强心理建设，做好术前准备。

2）术后保持切口清洁、干燥，注意消毒。

3）术后早期活动，切口出现异常及时告知医护人员。

4）适当运动以增强机体免疫力，改善局部血供不足。

如发生切口感染，需要及时联系医生或到当地医院就诊。医生根据切口感染程度，可通过清创、局部用药、全身用药等方式进行处理。

4.肺部感染

肺部感染常发生在胸、腹部大手术后，多见于老人、长期吸烟者和患有急慢性呼吸道感染者。肺部感染重在预防，居家护理的主要措施如下。

1）术前学会有效咳嗽、咳痰，有效深呼吸；术后房间保持适当温度、湿度。

2）加强术后营养：术后需要适当加强营养，进食富含优质蛋白质、维生素的食物。

3）尽早下地活动。

4）减少误吸：在平躺状态下进食易导致误吸，继发吸入性肺炎。生活不能自理者进食前注意食物温度，喂食时食物尽量送至舌根部，食量适中（1/3汤匙）、速度适宜。

喂汤、水时从唇边送入，待患者将食物完全吞咽后再喂下一口食物。

5）促进排痰：长期卧床者大多因担心疼痛，不愿自主用力或咳嗽，不利于痰液排出。家属可轻拍患者后背（由下往上、从外到内），促进排痰；或根据医生建议使用化痰药物雾化吸入治疗，促进痰液排出。

6）减少交叉感染：术后减少探视，避免交叉感染。

7）抗感染治疗：当出现上呼吸道感染症状时，应遵医嘱使用抗感染药物。

5. 泌尿系统感染

泌尿系统感染可分为尿路感染和肾盂肾炎。前者主要表现为尿频、尿急、尿痛、排尿困难，尿常规检查有较多红细胞和脓细胞，一般无全身症状；后者以女性多见，主要表现为畏寒、发热、肾区疼痛，白细胞增多。

预防术后尿路系统感染的主要措施如下。

1）无禁忌者多饮水，每天饮水量达1500mL以上。

2）术后尽量早期自主排尿，观察排尿情况。

3）长期卧床者加强营养，增强免疫力。

发生术后泌尿系统感染的居家护理措施如下。

1）注意个人卫生，保持外阴清洁、干净，增加饮水量，缓解尿频、尿急。

2）遵医嘱应用有效抗生素，维持充分的尿量和保持排尿通畅，同时观察尿液的颜色、性质、量，如有异常，及时就诊。

6.疼痛

良好的疼痛管理是保证睡眠质量，消除恐惧，增加活动量，减少并发症的重要保证。

1）遵医嘱正确使用镇痛药，观察并记录镇痛效果和药物的不良反应。

2）休息是缓解术后切口疼痛方法之一，特别是卧床休息，减少运动对切口组织造成的牵拉。

3）适当冰敷，可通过收缩毛细血管减轻疼痛。

4）通过情感支持、分散注意力、放松疗法、催眠暗示法等方式解除焦虑不安的情绪，减轻疼痛。

7.深静脉血栓形成

深静脉血栓形成就像血液在身体的深静脉中"堵车"了。正常情况下，血液在血管里流动就像车辆在高速公路上行驶一样，但如果某些原因导致血液流动变得缓慢或者血液中的某些成分发生改变，血液就可能在静脉里凝结成块，形成血栓。

早期无症状，后期主要表现为肢体不对称肿胀、疼痛、发热（低于38.5℃）；严重者出现凹陷性水肿，沿静脉走行有触痛，浅静脉发红、变硬等症状。

1）深静脉血栓形成的居家预防措施。

（1）鼓励患者术后早期离床活动或床上运动。

（2）根据情况选用弹力绷带或压力梯度弹力袜以促进血液回流。

（3）避免久坐。

（4）血液高凝状态者，遵医嘱服用抗凝药物。

（5）多饮水、合理饮食、禁烟酒、防便秘。

2）深静脉血栓形成后的居家护理措施。

（1）适当卧床休息：急性期卧床1周，严禁局部按摩，以防血栓脱落。

（2）患肢抬高、制动：可以适当地将患肢抬高，高于心脏水平，促进局部血液回流，减轻水肿及疼痛等症状。制动可防止静脉血栓脱落。

（3）调整饮食：患者活动受限，肠蠕动能力差，有可能引起排便困难。为保持大便通畅，可进食富含纤维素的食物，同时还要禁烟。

（4）注意观察：需要仔细观察患肢的皮肤温度变化、皮肤肿胀情况，加强监测凝血相关指标。

（5）积极治疗：遵医嘱规范溶栓治疗和抗凝治疗，如有异常及时就医。

（二）放疗不良反应的居家护理

放疗可能会带来一些不适，但别担心，我们可以一起应对。每个人的反应不尽相同，取决于许多因素。放疗的不良反应可以分为全身性反应（如骨髓抑制）和局部反应（如放射性皮肤反应）。

1.放射性皮肤反应

放疗可能会让皮肤变得瘙痒、红肿，甚至脱皮、糜烂或形成溃疡。放射性皮肤反应分为干性皮肤反应和湿性皮肤反应两种，常见于皮肤薄嫩、多皱褶、易出汗的部位，如颈部、腋下和腹股沟。

1）干性皮肤反应与湿性皮肤反应的区别。

（1）干性皮肤反应：主要表现为皮肤干燥、瘙痒，少数患者出现脱皮。一般不影响放疗的正常进行。

（2）湿性皮肤反应：主要表现为局部出现疼痛、水肿、水疱、渗液。

2）居家预防措施。

（1）穿柔软宽松、吸湿性强的纯棉衣物，颈部放疗者穿无领开衫，减少颈部摩擦。

（2）保持照射区皮肤的清洁干燥，如颈部、腋窝、腹股沟、外阴等处。放疗期间照射区皮肤用软毛巾蘸温水清洗，禁止使用碱性强的肥皂、粗糙的毛巾搓洗。局部不可涂乙醇、碘酒及对皮肤有刺激性的药物和化妆品等。

（3）照射区宜充分暴露，切勿覆盖或包扎；避免冷热刺激，如使用冰袋、暖水袋等。冬季防寒保暖，夏季避免长时间暴露在强烈日光下等。

（4）避免照射区皮肤损伤。当皮肤出现脱皮或结痂时，忌用手撕剥，避免皮肤进一步损伤，增加感染风险，导致伤口不愈合。

（5）放疗后如果照射区皮肤不适，可以遵医嘱涂抹0.1%糠酸莫米松药膏或1%氢化可的松乳膏等。

3）发生放射性皮肤反应后的居家护理措施。

（1）轻度干性皮肤反应遵医嘱局部外用薄荷淀粉、氢地油等药物，可起到清凉止痒的效果，芦荟软膏可以使皮肤湿润舒适。严重者可遵医嘱局部外用氢地油、金因肽

（重组人表皮生长因子外用溶液）或湿润烫伤膏等，可减轻局部炎症反应、促进皮肤愈合。充分暴露皮肤，切勿覆盖或包扎，避免外伤和感染。

（2）若湿性皮肤反应面积较大，出现发热等全身中毒症状时，需要暂停放疗。积极对症处理，预防感染，营养支持，促进损伤修复。

2.放射性黏膜炎

头颈部放疗患者常出现放射性黏膜炎，主要表现为疼痛和进食困难，严重影响生活质量。放射性黏膜炎发生的部位不同，其临床症状不同，如口腔黏膜炎表现为口腔充血、糜烂、溃疡等，局部疼痛明显；食管黏膜炎则表现为吞咽困难、疼痛、影响进食等。

放射性黏膜炎的居家护理措施如下。

1）保持口腔清洁，忌刺激性食物。疼痛时可以遵医嘱使用利多卡因自制含漱液含漱。加强营养，进食高蛋白质、高维生素、易消化食物。

2）头颈部放疗患者在放疗前应做好口腔的预处理，保守治疗照射范围内的患齿，拔除短期内难以治愈的患牙和残根，避免放疗导致相关并发症。

3）在放疗前摘除照射野内的金属物质，避免与金属物质相邻的组织受照射量增加而造成损伤。例如，要进行头颈部放疗的患者在放疗前应摘除金属牙套，气管切开的患者应将金属套管换成塑料或硅胶材质的套管。

4）同步化疗的患者，口腔黏膜反应发生率及其严重程度明显高于和强于单纯放疗患者。放化疗伴糖尿病患者更容易发生严重的口腔黏膜炎，应多加关注。

5）每天行张口训练，避免因放疗后咀嚼肌和下颌关节纤维病变导致张口困难。当出现食欲减退时，多吃软食或流质饮食，鼓励少量多餐。

6）临床上多为对症处理，对严重黏膜炎影响全身情况者应注意加强支持疗法。一般而言，黏膜炎会在放疗结束2周后恢复。

3.下肢淋巴水肿

放疗可导致淋巴系统的功能性损伤、淋巴细胞减少、淋巴结瘢痕组织增生、血管通透性增加等，从而引起淋巴水肿。

1）可通过多卧床休息改善，避免久坐久站，穿弹力袜促进淋巴循环，缓解水肿。

2）短期内避免剧烈运动，适当进行下肢功能锻炼，如散步、爬楼梯、原地踏步等，有助于促进淋巴循环、水肿消退。

3）可适当抬高患肢，促进血液循环，达到消除水肿的目的。

4）在医生指导下进行药物治疗。

5）均衡饮食，进食高蛋白质、高维生素饮食，避免辛辣等刺激性食物，禁吃生、冷、寒、凉的食物。

4.放射性膀胱炎

放疗部位如果靠近膀胱和尿道，患者容易出现尿频、尿急、尿失禁，或膀胱黏膜充血水肿形成溃疡，或膀胱萎缩、容量减少（50mL），或出现血尿，严重者甚至会出现膀胱-阴道瘘。

1）做好放疗前准备，多饮水，及时排尿。

2）尽量穿柔软、宽松、棉质裤子，保持尿道口清洁干燥，减少对尿道口的摩擦和刺激，保持腹部放松，可热敷腹部。

3）规律作息，清淡饮食，多饮水。若无禁忌证，每天饮水量2000～3000mL，同时观察小便颜色、性质、量等。

4）完善膀胱影像学检查和尿液检查，必要时遵医嘱行抗生素治疗（如左氧氟沙星、诺氟沙星）、药物膀胱冲洗等。

5.放射性直肠炎

放射性直肠炎多发生于接受盆腔癌放疗的患者，如女性宫颈癌、男性前列腺癌放疗后。表现为腹泻、血样便、里急后重，甚至腹痛、恶心、呕吐，放疗后一定时间内多可自愈，但个别患者可迁延不愈，最后发展至直肠狭窄，影响排便功能。

1）放疗前保持心情舒畅，积极配合治疗。

2）进食清淡、易消化吸收、少渣、少刺激性食物。

3）保持大便通畅，必要时可灌肠。

4）保持肛周清洁，穿宽松内裤。

5）注意观察大便颜色，少量出血者，遵医嘱予以止血药；大便带血凝块伴头晕、心慌者，立即到医院就诊。

6）注意观察大便性质，若为黏液便，需送实验室检查，根据检查结果遵医嘱予以药物灌肠等。

7）大便出血伴疼痛者，到医院就诊，遵医嘱使用镇痛药,如消炎栓等缓解疼痛。

6.放射性肺炎

放射性肺炎发生于接受胸部放疗的肿瘤患者,如肺癌、乳腺癌、食管癌、恶性胸膜间皮瘤患者。急性放射性肺炎通常发生在放疗后1~3个月。慢性放射性损伤主要表现为肺组织纤维化,多发生于放疗后6个月左右。

放射性肺炎治疗效果有限,以预防为主。戒烟、避免空气污染是预防放射性肺炎的重要措施之一。给予必要的保护措施,如吸氧、雾化治疗等,可以减轻肺组织损伤。密切观察患者症状和体征,及时发现和处理早期放射性肺炎的表现。一旦发现放射性肺炎征兆,立即就诊。

7.骨髓抑制

单纯放疗一般不会引起明显的白细胞、血小板减少,减少的程度与患者的全身情况、是否接受过化疗,以及照射野大小、照射部位等因素有关。骨髓抑制会影响造血系统,导致全血细胞如红细胞、白细胞、血小板减少,主要表现为头晕、乏力、发热、皮下出血等。当白细胞计数小于$3 \times 10^9/L$、血小板计数小于$70 \times 10^9/L$时,应立即告知医生,医生会综合判断是暂停放疗,还是对症治疗。

主要居家护理措施如下。

1)养成良好的卫生习惯,勤洗手,少去人群聚集的场所,做好保护性隔离。避免接触传染病患者,注意监测体温变化。

2)保护皮肤和黏膜免受损伤。适量运动,避免磕碰;观察皮肤、黏膜有无瘀斑、瘀点,观察大小便颜色等。

3）注意饮食卫生，进食清淡、营养丰富、易消化吸收，富含维生素B_4（桑葚、椰子、葡萄干等）、维生素B_6（核桃、花生、香蕉、谷物）的食物；禁生、凉食物，禁烟酒、浓茶、咖啡等。

4）保持口腔卫生，可用加盐的凉白开含漱，尤其是进食前后、晨起、晚上入睡前，以便清除食物残渣，并观察口腔黏膜有无异常、牙龈有无红肿。若并发口腔黏膜改变，可查找病原体，遵医嘱给予相应治疗。

5）保持良好排便习惯。多饮水，适量进食蜂蜜、高纤维素食物等，防大便干结。注意个人卫生，防感染。

6）在出现发热、寒战、排尿困难、呼吸困难、呼吸道充血或痰多、疼痛时，及时到医院就诊。

7）发现骨髓抑制症状时立即就诊，遵医嘱行药物治疗。血小板减少可遵医嘱皮下注射升血小板药物、输注血小板等；红细胞减少，可口服补充叶酸、维生素C、铁剂，注射促红细胞生成素等；白细胞减少，可以皮下注射重组人粒细胞刺激因子注射液（吉赛欣、惠尔血）等。

8.消化道反应

接受腹部放疗的患者可出现厌食、恶心、呕吐、腹泻等消化道症状。主要居家护理措施如下。

1）进食清淡、营养丰富、易消化吸收食物，禁油腻、辛辣的食物，尽量以清炖、清炒、清蒸的食物为主。柠檬汁、陈醋、肉桂等食材可以增加食欲。

2）临床处理以对症处理、加强支持为主，必要时采用鼻饲管喂食，满足每天的营养需要。

3）呕吐严重者可遵医嘱使用多潘立酮等止吐药，腹泻可使用蒙脱石散等止泻药。

9.放射性脑病

放射性脑病指脑组织接受放疗使神经元发生的变性、坏死，如脑瘤、鼻咽癌放疗等。轻者可无明显表现，在复查脑MRI时发现，表现为记忆力下降、头晕、乏力；严重者表现为痴呆、抑郁等，甚至导致死亡。主要居家护理措施如下。

1）注意休息，避免情绪起伏过大。

2）急性期可用糖皮质激素治疗，对减轻脑水肿引起的相关症状效果较好，但不宜长期应用。

3）高压氧、血管神经营养药物等对减轻症状有一定疗效。

10.味觉、嗅觉改变

头颈部肿瘤放疗期间，如果放疗损伤鼻腔颅底的嗅觉细胞、口腔的味觉细胞，则会导致味觉和嗅觉的改变。这种改变一般是可逆的，放疗结束后基本可以完全恢复，但恢复时间长短因人而异。主要居家护理措施如下。

1）进食清淡、无刺激、高营养、高维生素食物，温度适宜，禁食生、凉、烫食物。

2）做好自我心理护理。

11.脱发

放疗会引起脱发。通常在治疗开始1～2周后逐渐出现。治疗后头发的再生情况，取决于脱发部位、接受照射的剂量和射线能量。大部分只是暂时的，治疗结束后毛发会逐渐长出来，如脑瘤放疗后3～6个月后会逐步长出新的毛发，但皮肤癌治愈后局部脱发可能是永久性的。

脱发一般不必进行特殊处理，放疗结束后可逐渐恢复，也可佩戴假发等。注意保持放疗区域的皮肤清洁干燥，温水清洗，禁止使用任何刺激皮肤的清洁用品和护肤品。

（三）介入治疗不良反应的居家护理

1.穿刺部位出血或血肿

术后按压穿刺部位1.5～2.0小时，再局部盐袋压迫穿刺部位6小时。穿刺侧下肢伸直制动，避免弯曲受压，咳嗽、呕吐、打喷嚏或移动身体时需用手压迫穿刺部位，防止穿刺部位敷料松动或移动而造成穿刺部位出血。同时保持手术切口的清洁干燥，勿沾水，观察切口是否有红肿、渗液。注意包扎的下肢有无麻木不适、皮肤青紫等现象，出现异常时应及时就医。术后24小时后去除包扎敷料后，可正常活动。

2.发热

介入治疗后由于肿瘤组织坏死的吸收热，以及栓塞剂的刺激，会引起不同程度的发热。需要监测患者的体温变化，当体温低于38.5℃，无头晕、头痛等症状时，可以进行温水擦浴、冰袋等物理降温；当体温高于38.5℃时，可遵医嘱使用药物降温。注意补充足够的水分，出汗后及时更换汗湿的衣物及床单、被套、枕套等。

3.腹胀、腹痛

介入治疗后由于肿瘤组织栓塞坏死，周围水肿，肝体积增大，牵拉肝包膜导致疼痛。这种疼痛一般持续3～10天，随着肿瘤组织的缺血性坏死部分体积减小，肿瘤组织周围水肿带消失，疼痛会逐渐减轻。疼痛若不影响日常生活及休息，一般不需要特殊处理，可以通过听音乐、聊天等方式转移注意力。若疼痛较为严重，已影响正常休息，可以遵医嘱予以镇痛药处理。

4.胃肠道反应

介入治疗后可能出现恶心、呕吐的情况。应少食多餐，选择易消化、清淡饮食，避免油腻、辛辣的食物。在治疗前，医生会根据患者情况预防性使用止吐药。若离开医院之后胃肠道反应持续存在，应寻求医生的帮助。

5.股动脉栓塞

股动脉栓塞是介入治疗后最严重的并发症。应注意观察穿刺侧肢体皮肤颜色、温度、感觉等，如出现穿刺侧肢端苍白、感觉迟钝、皮温下降、剧烈疼痛，则提示有股动脉栓塞的可能。此时禁忌按摩，应立即就医。

6.肝功能损害

多为短暂的肝功能损害，患者需注意休息，饮食清淡、易消化，多吃新鲜水果和蔬菜，避免食用油腻、辛辣的食物。定期复查肝炎病毒标志物和肝功能，按照医生的建议按时服用药物，不要自行增减药物剂量或停药。

（四）消融治疗不良反应的居家护理

1. 出血

术后患者需严格卧床休息24小时，加压包扎穿刺点12～24小时，严密观察敷料渗血情况，活动时应避免局部碰撞，观察有无牙龈出血及皮肤黏膜瘀点、瘀斑等出血征象。

2. 疼痛

疼痛可能是热传导刺激胸膜神经所致，如果疼痛明显，给予镇痛药对症处理，用药后观察镇痛效果及有无不良反应。

3. 肾功能损害

术后应密切观察小便的情况，注意尿量、尿液颜色及性质，记录出入量。患者应该多饮水，或者加大补液量，结合利尿，保证24小时尿量不少于2000mL，促进坏死组织溶解吸收和分离排出。

4. 肠穿孔、胆漏

如消融术后出现腹痛、腹胀、腹部压痛、反跳痛、腹肌紧张等腹膜炎症状时，应高度警惕肠道损伤和胆漏等并发症的发生，注意及时就医。

5. 迷走神经反射

射频产热会对肝包膜及肝内迷走神经产生刺激，所产生的迷走反射可引起心率减慢、心律不齐、血压下降，严重者可导致死亡。术后应关注患者反应，发现异常及时就医。

6.肺栓塞

观察患者有无不明原因引起的呼吸困难及气促、胸痛、晕厥等。一旦发生以上情况,应绝对卧床休息,避免血栓脱落,并及时就医。

7.热损伤

部分消融方法使用热能来破坏肿瘤细胞,可能同时损伤正常组织。关注患者消融部位皮肤有无烫伤,皮肤有无水疱,如有异常情况,及时给予处理。

(五)化疗不良反应的居家护理

化疗药物常见不良反应:黏膜炎、骨髓抑制、消化道反应、心脏毒性、肝毒性、泌尿系统反应、神经毒性、皮肤反应及化疗药物外渗致局部毒性反应。

1.黏膜炎

唇、颊、舌、口底、齿龈黏膜炎表现:充血、红斑、疼痛、糜烂、溃疡;胃、肠道黏膜炎表现:食欲减退、腹泻、腹胀,甚至血便。

1)进食凉的和常温的食物;食物宜清淡、营养丰富、易消化吸收。使用奥沙利铂方案化疗者忌生冷食物。

2)通过刷牙、使用牙线和漱口等方式保持口腔清洁及黏膜健康,预防黏膜炎。

3)每次用餐后、睡觉前均需进行口腔清洁。每天使用软毛牙刷刷牙两次,每次至少90秒。

4）对黏膜病变进行细菌培养以选取合适的抗生素。

5）有营养不良风险又无法进食，或发生腹泻时，及时就医。

2.骨髓抑制

主要表现为白细胞、血小板减少和癌性贫血，其中白细胞减少最为常见，常发生在治疗后24~72小时。血小板减少出现较晚，而红细胞减少通常不明显。

主要居家措施参见"化疗不良反应的居家护理"。

3.消化道反应

在临床上常见的消化道反应表现为食欲减退、恶心、呕吐、腹泻、黏膜炎、肝功能损害、便秘等。

1）饮食干预：少食多餐，避免进食油腻、辛辣、高盐食物。进食时间应调整为服用止吐药物后，在不感到恶心和呕吐的时候进食喜欢的食物。可选择进食凉的和常温的食物。

2）听音乐及进行适度有氧运动。

3）针灸及穴位按摩。

4.心脏毒性

化疗所致心脏毒性部分可逆，部分不可逆。常见心脏毒性化疗药物：蒽环类、烷化剂、抗代谢药等，主要表现为胸闷、心悸、心率改变、心前区疼痛、头晕等。室性心律失常的患者首发症状多为晕厥。

1）化疗前完善相关检查，若有心脏相关疾病应先治疗。

2）发生胸闷、心悸、心前区疼痛、呼吸困难或头晕等不适时，立即卧床休息，避免过度紧张，及时报告医生，遵医嘱予以相应治疗。

3）合理饮食，禁烟酒。

4）遵医嘱使用营养心肌的药物进行治疗，如辅酶Q10、维生素E等。

5.肝毒性

化疗相关肝毒性主要表现为疲乏，精神萎靡及流感样症状，厌食，轻度到重度恶心，伴不同程度的呕吐，血清转氨酶、胆红素升高，皮肤瘙痒，出现不同程度的黄疸，从轻微的巩膜黄染到严重的组织黄染。严重者可能出现肝性脑病的表现，如精神状态改变、记忆力下降、神志恍惚及轻微的谵妄，甚至昏迷。

1）化疗间歇期复查肝功能，出现异常及时就医，必要时遵医嘱用保肝药。

2）进食低脂、高糖、富含B族维生素和维生素C的食物。禁烟酒。

3）保证足够的休息时间。

4）皮肤瘙痒时，穿着舒适的衣服，鼓励使用润肤乳液、清凉的沐浴液以促进舒适，不要抓挠皮肤。

5）遵医嘱使用药物，避免自行服药，以免增加肝脏负担或加重肝功能损害。

6.泌尿系统反应

化疗药物相关泌尿系统反应包括肾毒性、出血性膀胱炎等。肾毒性主要表现为少尿、蛋白尿、血尿，血肌酐增高、肌酐清除率降低、尿素氮升高，液体潴留或水肿导致体重增加。出血性膀胱炎主要表现为排尿困难、尿频、排尿灼烧感、夜尿或少尿，镜下血尿或肉眼血尿。

1）鼓励患者多饮水。若无禁忌证，每天摄入2000～3000mL水，尿量维持在每天2000～3000mL。睡前排尿，并观察尿液的颜色。记录出入量和维持出入量平衡。

2）当出现以下情况时应及时就诊：超过12小时无尿；尿液颜色变深、浓缩，呈粉红色、血色或浑浊；尿量很少；体重增加或水肿。

7. 神经毒性

周围神经毒性包括急性神经毒性和慢性神经毒性。

急性神经毒性：用药期间或用药后数小时内，出现短暂的手脚及口腔周围的麻木、迟钝、全身畏寒等，主要由冷刺激诱发。使用奥沙利铂、顺铂、紫杉醇、长春瑞滨化疗的患者更易出现。持续时间一般不超过7天。

慢性神经毒性：多见于使用奥沙利铂化疗的患者。在治疗后2～7天开始出现持续的手脚发麻、嘴巴发木、全身畏寒等。严重程度和持续时间随化疗药物剂量的累积而增加。一部分人的慢性神经毒性会在化疗结束后13周左右逐渐消失。

1）注意保暖，在家也要穿袜子、戴手套，炎热天气时也不能对着空调或电风扇直吹。

2）注意保湿，洗手后擦护手霜，让皮肤始终保持湿润。清洗餐具时戴橡胶手套。

3）避免跌倒，如果手脚麻木太严重，走路和上下楼梯时使用拐杖，浴室、卫生间铺防滑垫。

4）每天温水泡脚2～3次，促进血液循环。注意水温不可过热，保持在40℃左右即可，避免烫伤。

5）适当按摩，从远心端到近心端。

6）情况严重者立即就医，必要时遵医嘱用药。

8.皮肤反应

化疗药物在治疗过程中会对皮肤产生不良影响，常见表现为皮肤干燥及龟裂、变黑或出现黑斑、脱发，偶伴头皮干燥、疼痛和皮疹等。

1）皮肤干燥及龟裂的居家护理：保护皮肤完整性，使用温水轻轻擦洗手足，穿宽松衣裤，减少摩擦。使用润肤乳液及皮肤保护剂保护皮肤，避免皮肤受到细菌感染。

2）皮肤变黑或出现黑斑的居家护理：外出时注意防晒。

3）使用不含薄荷醇、水杨酸、乙醇及浓香料的洗发水，避免烫、染、漂发等。

4）化疗后脱发是暂时性的，治疗结束后头发会再生。

5）戴帽子、围巾、假发等饰品保护头皮免受冷、热及阳光等刺激。

6）皮疹：禁止手挠抓或用过热的水清洗。适当冷敷（冷水浸湿的毛巾，温度一般为10℃～15℃）。若化疗药物外渗，需要冰敷（一次性冰袋或毛巾包裹冰块冰敷）或遵医嘱使用软膏等治疗。无论选择哪种方式进行冷敷，都要注意观察皮肤反应，避免温度过低导致冻伤等，避免加重破溃造成感染。

7）症状严重者及时联系主管医生或者就近就医。

9.化疗药物外渗致局部毒性反应

在静脉治疗中，由于化疗药物的刺激或渗出，引起局部肿胀、针刺感、烧灼感、疼痛，严重者引起局部组织坏死，甚至造成功能障碍。

1）输注期间严密观察穿刺部位有无异常状况，如红、肿、痛等。

2）合理选择静脉通路：如外周静脉导管（留置针）、中心静脉导管（如CVC、PICC、PORT）。

3）药物外渗的处理：若发现立即停止静脉给药，通知医护人员处理。

（六）免疫治疗不良反应的居家护理

免疫治疗常见不良反应包括输液反应、胃肠道反应、肝毒性、内分泌系统反应、皮肤反应等。

1.输液反应

输液反应的症状可有发热、畏寒、寒战、荨麻疹或瘙痒、血管性水肿、颜面潮红、头痛、高血压或低血压，伴或不伴气短、咳嗽或哮鸣。还可能出现低氧血症、头晕或晕厥、出汗、关节痛或肌痛。

1）了解输液反应有哪些症状，发生输液反应时立即通知医护人员。

2）根据输液反应的严重程度不同，处理措施也不同：发热时给予冰敷、温水擦浴等物理降温，心悸气短时可适当调整体位，出汗后及时更换汗湿衣物等。必要时及时就诊。

3）给予患者支持与安慰。

2.胃肠道反应

胃肠道反应通常表现为腹泻或结肠炎，腹泻的发生率高于结肠炎。结肠炎可能表现为腹痛伴腹泻、便血、黏液便及发热。

1）注意饮食：免疫治疗后出现轻微胃肠道反应者，可采用保守治疗。进食清淡、低纤维素食物，增加液体摄入量。

2）可通过对症治疗（口服补液、止泻药物）缓解。

3）观察排便习惯，如大便次数、有无腹泻等，发生腹泻时需要观察大便颜色、性质、量。

3.肝毒性

肝毒性常发生于首次治疗开始后5～6周，但也可在数月后发生，实验室检查转氨酶升高，伴或不伴胆红素升高。一般无特征性的临床表现，有时伴发热、疲乏、恶心、呕吐、食欲减退、早饱、易出血等非特异性症状，胆红素升高时可出现皮肤巩膜黄染、茶色尿等。

1）注意饮食：轻微肝毒性反应者，可采用保守治疗。进食清淡、易消化吸收的食物，必要时遵医嘱对症治疗缓解症状。

2）学会自我观察，如皮肤颜色，有无牙龈出血、皮肤瘀点或瘀斑，同时密切观察尿液颜色、性质和量。

3）遵医嘱服用药物，避免自行服药，以免增加肝负担或加重肝功能损害。

4. 内分泌系统反应

内分泌系统反应包括甲状腺损伤（甲状腺功能异常）和垂体损伤（垂体炎）。甲状腺功能异常是免疫治疗的常见内分泌毒性之一。免疫相关甲状腺损伤常发生在停药后1周至2～3年，大多数患者无症状。

甲状腺功能亢进表现为体重减轻、心悸、不耐热、震颤、焦虑、腹泻及其他代谢亢进症状。甲状腺功能减退表现为体重增加、皮肤干燥、疲劳、不耐寒、便秘、嗜睡和女性月经异常等。

垂体炎无特异性症状，头痛和疲劳最常见。大多数患者有低钠血症。

1）免疫治疗后需定期规律复查甲状腺功能，出现上述症状后尽早就医。

2）做好居家防护。饮食卫生，进食清淡、营养丰富、易消化吸收的食物，适量运动，注意休息。

5. 皮肤反应

免疫相关皮肤反应多数较轻，严重的不良反应较为罕见。主要表现为斑丘疹、瘙痒、苔藓样皮炎、银屑病、白癜风、大疱性类天疱疮。斑丘疹是免疫相关皮肤反应的早期表现，也是最常见的表现，主要为不同程度的瘙痒感。

1）做好个人卫生，保持皮肤清洁，加强皮肤护理，适当使用润肤乳液。

2）尽量减少皮肤刺激，注意防晒，不要搔抓，防止感染。

3）对于不典型、严重、反复的皮疹，需要行进一步的检查，特别是皮肤活检。

4）免疫相关皮肤反应严重者，遵医嘱口服抗组胺药物改善瘙痒。

（七）靶向治疗不良反应的居家护理

与细胞毒性药物相比，靶向药物所致骨髓抑制、胃肠道反应发生率相对较低，表现方式也不尽相同。常见不良反应包括皮肤反应、胃肠道反应、心血管系统反应、输液反应等。

1.皮肤反应

皮肤反应机制尚不明确，最多见于作用于表皮生长因子（EGF）的药物，包括易瑞沙（吉非替尼）、特罗凯（盐酸厄洛替尼）、爱必妥（西妥昔单抗注射液），表现为表皮生长、皮疹、皲裂、疼痛、色素沉着、瘙痒，手足综合征，甲沟炎/指甲改变等。通常皮疹的严重程度与其疗效有一定相关性。

1）避免阳光照射，保持身体清洁及皮肤湿润；勿接触碱性和刺激性强的洗浴用品；勤换洗贴身内衣，涂抹润肤乳液或硅霜、维生素E软膏等。

2）协助患者做好生活护理，进食营养丰富、易消化吸收食物。

3）皮疹者注意防寒、防热。穿戴柔软、厚度适宜的鞋袜、手套，不宜过紧，以防摩擦损伤；避免剧烈运动，勿抓、勿挠、勿挤破皮，预防皮肤破损感染；治疗期间不建议烫发、染发等。必要时使用药物预防。

4）治疗前检查手掌和足底，排除原有的皮肤角化区域。轻度皮疹一般不需特殊处理。皮疹严重者局部视情况用药，具体用药建议咨询医生，如皮疹可使用氢化可的松或红霉素软膏；皮肤干燥瘙痒可使用苯海拉明软膏。水疱可局部消毒后抽吸疱液。

5）治疗过程中注意观察甲沟炎及局部增生反应。对指甲脱色和皱褶等改变，可不做特殊处理；可疑感染时，可考虑遵医嘱局部外用抗生素软膏，必要时遵医嘱口服抗生素。

2.胃肠道反应

常见腹泻、恶心、呕吐，主要为轻中度，严重者可出现脱水。患者常伴食欲缺乏。

1）饮食指导：恶心呕吐者少食多餐、清淡饮食。腹泻者避免进食牛奶、辛辣等刺激性食物。避免使用大便软化剂和进食过多纤维素。腹泻者保证液体的摄入量。

2）腹泻者的肛周护理：每次排便后用温水清洗肛门并用软毛巾擦干；可以温水坐浴。

3）预期性呕吐采用常规止吐药无效时，可选用抗焦虑或抗抑郁药。

4）服药指导：大多数药物服用时间为餐后30～60分钟；有的是餐前30分钟左右服用，如硝苯地平、硫糖铝咀嚼片等；有的是随餐服用，如二甲双胍、格列本脲等。总之无论哪种药物，在服用前都应详细咨询医生及阅读药品说明书。

5）如果恶心、呕吐、腹泻时间超过24小时未缓解，应立即告知医护人员。

3.心血管系统反应

舒尼替尼及索拉非尼会增加高血压、心脏毒性的发生率。贝伐珠单抗用药后可能引发充血性心力衰竭、心肌缺血。

1）进食清淡、易消化食物，多食新鲜水果和蔬菜，必要时可咨询营养科医生。

2）有充血性心力衰竭、心律失常、心绞痛、心脏瓣膜病、心肌梗死病史者，应告知医护人员。

3）高血压患者靶向治疗期间及间歇期均需密切监测血压变化，遵医嘱服用降压药物。

4）治疗前和治疗中定期进行心功能监测，以便尽早发现心脏毒性并及时予以纠正。

5）用药期间出现胸闷、心悸、气促应立即报告医护人员。

4.输液反应

输液反应通常表现为皮疹、寒战、高热，可出现胸闷、呼吸困难、支气管痉挛，也可表现为血压下降或过敏性休克，危及生命。

1）输液过程中避免随意调节输液速度，避免输注过快。

2）用药前了解输液反应常见的临床症状，若有不适，立即告知医护人员，及时进行相应处理。

（八）生物治疗不良反应的居家护理

生物治疗常见不良反应有流感样症状、过敏反应、皮肤反应、心血管系统反应、骨髓抑制、胃肠道反应、精神状态异常等。

1. 流感样症状

患者用药后可能会出现发热、流涕、乏力、头痛、肌肉酸痛等流感样症状，轻至中度的发热可以让患者多饮水，补充足够的水分，防止脱水。此外，还可以使用温水擦浴、冰袋等方法来降低体温。如果体温超过39℃或高热持续不退，应进行相应检查，并遵医嘱给予解热镇痛药来帮助控制体温。

2. 过敏反应

常见过敏症状为注射部位红肿、皮疹，甚至全身瘙痒、荨麻疹、喉头痉挛、呼吸困难，严重者有发生过敏性休克的可能。如出现瘙痒、皮疹等过敏症状，使用抗过敏药物及对症处理；用药后观察患者全身皮肤情况，保持皮肤清洁卫生。

3. 皮肤反应

皮肤反应常见症状为皮疹、皮肤瘙痒、皮肤干燥、毛发异常、甲沟炎等。可以穿宽松衣服，做好皮肤的清洁、保湿；尽量减少阳光照射；避免皮肤频繁摩擦；定期修剪指、趾甲，但避免过短；避免长时间接触水，尤其是含化学清洁剂的水；避免频繁、长时间洗手及洗浴；避免接触过冷或过热的物体；使用无香精、无酒精的润肤乳液。

4.心血管系统反应

注射细胞因子和输注细胞或单克隆抗体（如干扰素、CIK细胞、贝伐珠单抗或曲妥珠单抗）后可引起患者心动过速、心律不齐、血压升高或降低、原有的高血压恶化等心血管系统反应。治疗期间注意询问患者有无心悸、胸痛、呼吸困难等不适症状，监测患者血压变化，每30分钟1次，连续6次，恢复正常后停止监测；让患者保持安静，避免情绪过度激动，去除各种诱发因素；全面监测心率、呼吸、血压、神志等；有心脑血管病史者应注意减量；生物治疗与蒽环类化疗药物合用时可增加心脏毒性，注意复查超声心动图、心电图、心肌酶学等检查，如有异常及时处理。

5.骨髓抑制

骨髓抑制通常表现为白细胞减少，尤其是中性粒细胞减少，患者可能出现超过38℃的发热，也可伴有其他部位的感染症状和体征。当血小板减少时，出血风险增高。定期监测血常规（每周1～2次），观察皮肤黏膜有无瘀点、瘀斑等；观察口腔黏膜有无溃疡和糜烂，有无牙龈出血等；注意大便的性质、颜色，警惕消化道出血；定期开窗通风，保持室内空气新鲜；保持家居清洁，尤其是患者经常接触的物品和表面，应定期用消毒水擦拭；同时，注意个人卫生，勤洗手，减少病菌的传播。

6.胃肠道反应

个别患者可能出现恶心、呕吐、腹泻等。饮食上应少量多餐，进食易消化、少渣、清淡的食物，避免进食辛辣等刺激性食物。

7.精神状态异常

长期、大剂量使用干扰素、IL-2的患者可出现头晕、头痛、注意力下降、抑郁状态，严重者可出现精神错乱、幻觉、烦躁、谵妄，多为一过性且能逆转。精神状态的改变应引起患者家属的高度重视，避免发生跌倒、坠床、自伤等意外事件。

（九）放化疗后如何监测血常规、肝功能、肾功能？

放化疗后至少每周检测1次血常规、肝功能、肾功能，因化疗易导致骨髓抑制，肝功能、肾功能异常。血常规指标主要包括白细胞（WBC）、血小板（PLT）、中性粒细胞（NEUT）。肝功能指标主要包括谷丙转氨酶（ALT）、谷草转氨酶（AST）、碱性磷酸酶（ALP）、谷氨酰转肽酶（GGT）、总胆红素（TBIL）。肾功能指标主要包括肌酐及尿素氮。

1）临床常用化疗药物，常会导致骨髓抑制，表现为白细胞、中性粒细胞和血小板减少，其中白细胞和中性粒细胞减少常出现在化疗后1周左右。

2）通常在化疗后的5～7天复查血常规。如果化疗后进食明显减少或伴有腹泻，建议在化疗后的3～4天即应进行血常规检查，及时发现白细胞、中性粒细胞减少。

3）血小板减少常出现在化疗后的2～3周，所以在化疗后的2周仍需要复查血常规。而化疗后的3周，仍需要进行血常规复查,以便观察血小板的变化情况。

4)化疗药物还可能造成肝功能损伤,导致胆红素及转氨酶等增高。临床上通常建议患者在化疗后1周进行肝功能检查,观察胆红素及转氨酶的变化。

5)如果肝功能出现异常,需要使用保肝药物。保肝治疗后应每周进行肝功能复查,观察各指标的变化,直到肝功能完全正常才开始下一周期的化疗。

(十)放化疗后血常规指标异常怎么办?

1.骨髓抑制的处理

世界卫生组织将骨髓抑制分为0~Ⅳ级(表8)。

表8 骨髓抑制分级

分级指标	白细胞 ($\times 10^9$/L)	粒细胞 ($\times 10^9$/L)	血小板 ($\times 10^9$/L)	血红蛋白 (g/L)
0级	≥4	≥2	≥100	≥110
Ⅰ级	3.0~3.9	1.5~1.9	75~99	100~109
Ⅱ级	2.0~2.9	1.0~1.4	50~74	80~94
Ⅲ级	1.0~1.9	0.5~0.9	25~49	65~79
Ⅳ级	<1.0	<0.5	<25	<65

注:血红蛋白正常值下限为男性120g/L、女性110g/L。

1)白细胞减少。

(1)白细胞减少需积极治疗,预防感染,尽量避免到人群聚集的地方;勤洗手,养成良好的卫生习惯;外出戴口罩。

(2)注意饮食卫生,进食清淡、营养丰富、易消化吸收、富含维生素食物；禁食生冷食物，禁烟酒、浓茶、咖啡等。

（3）当出现头晕、乏力、发热及寒战等症状时，及时到医院检查血常规，如有异常及时找医生处理。

2）粒细胞减少。

（1）粒细胞减少通常开始于化疗后1周，至化疗后10～14天达到最低点，在低水平维持2～3天后缓慢回升，第21～28天恢复正常。

（2）血小板减少比粒细胞减少出现得稍晚，但也在化疗后2周左右下降到最低值，其下降迅速，在低谷停留时间较短即迅速回升。

（3）进行升白细胞治疗后3～7天复查血常规，明确成熟粒细胞水平恢复正常后，医生会判断是否能进行下一周期的抗肿瘤治疗。

（4）如出现发热、头晕等症状，及时联系主管医生或到医院就医处理。

3）血小板减少。

（1）化疗后血小板减少，患者出血风险增加。患者应避免剧烈活动，避免外伤；进软食，避免损伤消化道黏膜。

（2）观察皮肤黏膜有无出血点、瘀斑等症状，保持口腔卫生，可含漱凉的盐开水，尤其是进食前后、晨起、晚睡前，以便清除食物残渣，并观察口腔黏膜有无异常、牙龈有无红肿。

（3）注意多休息、规律作息，保持情绪稳定，避免过度紧张及焦虑。如出现鼻腔、牙龈、皮肤黏膜出血及便血等症状，及时就医进行相应治疗。

（十一）放化疗后肾功能指标异常怎么办？

放化疗后出现肾功能指标异常时，需根据肾功能损害程度采取不同的处理措施，如药物治疗、透析治疗。

1）药物治疗：在医生的指导下调整用药。可以使用相应的护肾、利尿的药物，注意多饮水，促进药物排泄。

2）透析治疗：透析治疗包括血液透析、腹膜透析两种，可以改善肾功能状态，促进体内代谢产物的排出。绝大多数患者不会发展到需要进行透析治疗的地步。

（十二）放化疗后肝功能指标异常怎么办？

对于癌症患者来说，药物导致肝损伤不可避免，但我们可以想办法在维持治疗的同时保护肝脏，减轻肝损伤的程度。

进食高蛋白质、高维生素及低脂肪的食物；保持良好的生活习惯，保证充足的睡眠时间来修复肝功能。遵医嘱使用保肝药，并定期复查相关指标。当出现肝功能异常症状时，及时联系主管医生或到医院就诊，医生会根据检查结果给予处理。

（十三）晚期肿瘤患者常见症状的居家护理

1.恶心、呕吐

1）轻微恶心、呕吐建议少量多餐，进食高蛋白质、易消化、刺激性小的食物，避免过冷、过热食物。

2）可尝试口含生姜片、饮用柠檬茶或进食偏酸的水果等方式缓解症状。

3）如果恶心、呕吐严重，可到医院找医生开止吐药物处理，也可到营养科就诊，营养科医生会根据情况配置营养制剂。

2.便秘

便秘是肿瘤患者化疗时使用止吐药物或口服阿片类镇痛药物后的常见症状。

1）多喝水和进食高纤维素食物，多进食新鲜水果、蔬菜和坚果。

2）少吃产气的食物，如牛奶和豌豆等，多运动促进肠道蠕动。

3）便秘严重者可遵医嘱口服乳果糖、聚乙二醇、大黄、番泻叶、麻仁丸等泻药，或使用开塞露及灌肠治疗。

3.疼痛

1）使用药物进行癌痛治疗时，一定要按照药物说明使用镇痛药。很多患者担心成瘾不敢吃镇痛药，如果是遵医嘱定时定量口服，一般不用担心成瘾的问题。

2）提供安静、舒适的环境，避免噪声和干扰，保证充足的睡眠和休息；帮助患者找到舒适的体位，减轻疼痛。可以使用枕头、垫子等来支撑身体。

3）教患者一些放松技巧，如深呼吸、冥想、渐进性肌肉松弛等，有助于减轻疼痛；鼓励患者参与一些喜欢的活动，如听音乐、阅读、看电影等，分散对疼痛的注意力。

4）定期与医生沟通，反馈疼痛情况，以便医生调整治疗方案。

5）患者和家属也可以参加一些癌痛管理的培训课程，提高对疼痛的认识和处理能力。

6）给予患者情感上的支持，让他们感受到关爱和安慰，减轻焦虑和抑郁。

4.腹水

腹水是癌症晚期的严重并发症之一，恶性腹水一般表现为疲劳、呕吐、食欲减退、气促、腹部胀痛、足背水肿、日常活动耐受性降低等症状。

1）出现腹水可卧床休息，每天食盐量控制在2～4g，饮水量控制在1000～1500mL，进食高蛋白质、高热量饮食。

2）低蛋白血症应及时补充蛋白质和维生素，也可输入人血白蛋白，适量补充营养及脂肪，补充含锌、镁丰富的食物，如瘦猪肉、牛肉、鱼类、绿叶蔬菜、乳制品等。

3）腹水严重者及时到医院处理。

5.肠梗阻

肠梗阻的主要症状包括腹部阵发性绞痛、食欲减退、便秘、呕吐、无法排便或排气、腹胀等。

1）根据肠梗阻情况及医生的建议，可能需要暂时停止进食，让肠道得到休息，或者可能需要进食流质或半流质的食物，如米粥、汤类等。

2）避免进食难以消化的食物，如油腻、辛辣的食物；确保患者摄入足够的水分，以保持身体水分平衡，防止脱水。

3）患者可以尝试采用不同的体位，如侧卧、俯卧等，以帮助缓解肠梗阻的症状。

4）密切观察患者的症状，如腹痛、呕吐、排便情况等。如症状加重或出现其他异常，应及时就医。

5）给予患者充分的心理支持，减轻焦虑和恐惧。

6.营养不良

1）晚期肿瘤患者大多会出现营养不良，可提供高蛋白质、高能量、易消化的食物，如鸡肉、鱼肉、蛋类、奶制品等。同时，确保患者摄入足够的新鲜水果和蔬菜，以补充维生素和矿物质。

2）少食多餐：将食物分成小份，多次进食，避免一次性进食过多导致消化不良。

3）如果患者吞咽困难，可以考虑使用吸管、特殊的餐具或调整食物的质地，使进食更加容易。在医生的建议下，可以使用营养补充剂，如蛋白粉、营养液等，以补充身体所需的营养。

（十四）什么是深静脉置管？

深静脉置管是一种以特制的穿刺管经皮肤穿刺置入深静脉（股静脉、锁骨下静脉、颈内静脉）腔内，经此输入高渗性液、高营养液，同时可测量中心静脉压的方法，简单来说就是建立一条静脉高速公路。

深静脉置管具有创伤小、易操作、保留时间长、避免药物外渗、减少穿刺、保护外周血管的优点，可用于任何性质的药物输注，被广泛应用于静脉营养、肿瘤化疗、抗生素治疗等领域，为患者静脉输液提供安全可靠的通道。

（十五）常见的深静脉置管有哪些类型？

1.中心静脉导管（CVC）

CVC是经锁骨下静脉、颈内静脉、股静脉置管，导管尖端位于上腔静脉或下腔静脉。

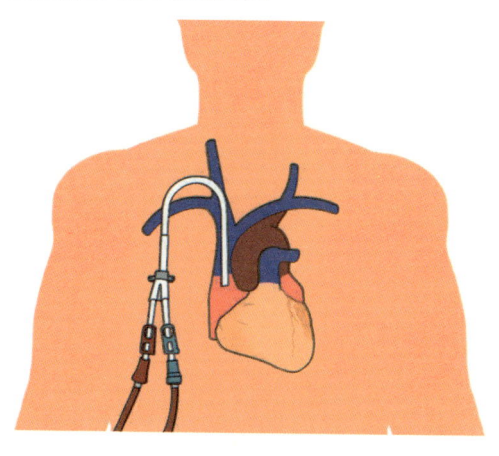

2.经外周静脉置入中心静脉导管（PICC）

PICC是经上肢贵要静脉、肘正中静脉、头静脉、肱静脉、颈外静脉（新生儿还可通过下肢大隐静脉、头部颞静脉、耳后静脉等）穿刺置管，尖端位于上腔静脉或下腔静脉的导管。

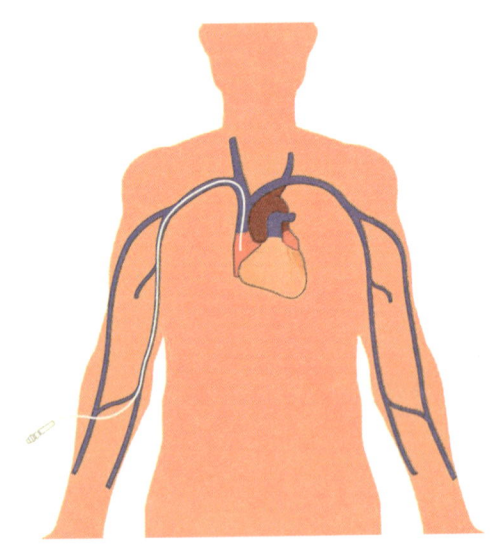

3.完全植入式静脉给药装置（TIVAP）

TIVAP是一种完全植入皮下长期留置的中心静脉输液装置，临床常称为输液港（PORT）。TIVAP包括尖端位于腔静脉的导管及埋置于皮下的注射座。注射座埋置于胸壁皮下的称胸壁输液港，埋置于上臂皮下的称上臂输液港。

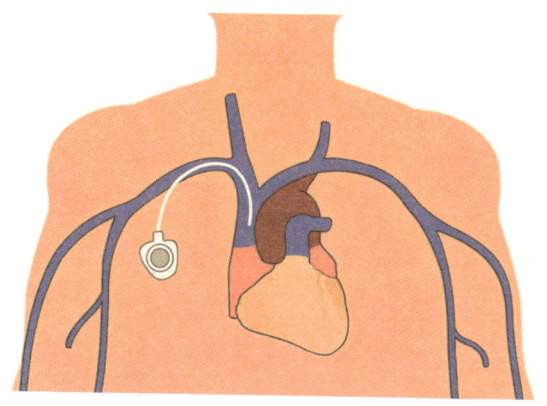

（十六）深静脉置管的居家护理

1.CVC及PICC的居家护理

1）保持置管部位清洁：保持置管周围皮肤清洁干燥，按要求定时进行导管维护，注意防止水或其他液体进入置管部位，避免污染。若出现敷贴松动，穿刺部位渗血、渗液，应及时就医进行维护，预防感染。

2）观察导管局部情况：密切观察置管部位是否有红肿、渗液、疼痛或发热等异常症状。如果出现这些症状，应及时就医。

3）避免过度拉扯或压迫：避免拉扯导管，防止导管脱落或移位，尤其是在洗澡、更换衣物或进行活动时。尽量避免重物压迫置管部位，置管侧禁止进行测血压等压力性操作，以免造成不适或导致导管损坏。

4）避免过度活动：置管部位愈合前，避免过度活动或剧烈运动，以免导管松动或脱落。根据医生的建议，逐渐增加活动强度。

5）保持良好的个人卫生，包括经常洗手，以减少感染的风险。

6）CVC及PICC维护时间：常规情况下，每7天需进行1次冲封管，无菌透明敷料应至少每7天更换1次，无菌纱布敷料应至少每2天更换1次；若穿刺部位发生渗液、渗血，应及时更换敷料；穿刺部位的敷料发生松动、污染等完整性受损，应立即更换；若为新安置的CVC或PICC，则第2天应进行更换敷料维护。

2.TIVAP的居家护理

1）置管后换药：TIVAP置管有一个长1.5~2.5cm的小切口，通常在术后24~28小时进行首次换药，检查切口是否有感染或出血，后根据切口愈合情况，每1~3天换1次。

2）置管后拆线：置管后10~14天对切口进行拆线。拆线后包扎3天才能淋浴。换药及拆线为基本医疗操作，可在当地卫生院、社区诊所进行。

3）置管后用药：如无特殊情况，术后无需口服或输注抗生素。

4）可以开始输液的时间：置管当天可静脉输液，输液前行X线检查确定导管位置是否良好。

5）维护时间：推荐在治疗间歇期应至少每4周进行1次冲管维护。

（十七）什么是肠造口？

肠造口是一种外科手术治疗的方法，常用于治疗肠道疾病。肠造口是通过外科手术将肠道与腹壁进行连接，形成一条新的开口，使肠道内容物排出体外。说通俗点，就是把有肿块的那段肠子切掉（包括肿块在内），把上段的肠子从肚皮上重新开个口，拉出来，大便以后就从这里出来。

（十八）肠造口的居家护理

1）饮食调整：建议避免食用粗糙、油腻、辛辣的食物，避免高纤维素食物，如卷心菜、芹菜、坚果、玉米等。选择易消化、低纤维素的食物，如米饭、面条、蔬菜汤等。少食鸡蛋、洋葱、豆类、牛奶、碳酸饮料等产气食物。规律进食、少量多餐有助于缓解胀气。

2）保护造口周围的皮肤：定期清洁造口周围的皮肤，更换造口袋，保持造口周围皮肤清洁干燥，避免皮肤受到刺激或感染。

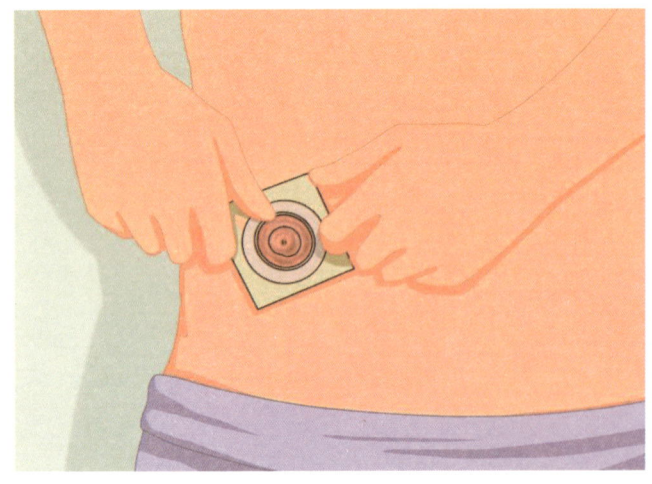

3）清晨进食或饮水前，或饭后1小时，这些时间段消化运动减慢、排便活动较少，适宜作为更换造口袋的时间。

4）造口袋底部开口裁剪合适：太小的开口会割伤或损伤造口，并可能导致造口肿胀。但如果开口太大，排泄物会刺激造口周围皮肤。

5）及时清空造口袋：当造口袋装满1/3～1/2时清空造口袋，以防止其膨胀和泄漏。

6）注意观察排泄物：观察排泄物的颜色、气味、性质和量，若出现难闻的气味持续超过1周，或4～6小时无排泄物，或伴有痉挛和恶心、持续超过5小时排出严重水样分泌物，应及时就医。

五、心理康复：重建康复之路的内在力量

（一）患者及其家庭面对肿瘤时常见的心理反应

1969年，美国健康心理学家库伯勒·罗斯（Kübler Ross）提出把肿瘤患者的心理活动分为五个阶段，分别是否认期、愤怒期、协议期、绝望期、接受期。

1）否认期：在刚得知患有肿瘤时，绝大多数患者根本无法接受这个事实，会否认患肿瘤的事实，甚至认为医生诊断错误。有的患者会去3个以上的医院检查，想推翻之前的诊断。

2）愤怒期：患者在否认事实时，心中多少还会存有一些希望，当看到事实无法改变时，就会由否认转为愤怒，发出"为什么会是我得这种病"的自我质问，并可能表现出暴躁的言行。

3）协议期：患者经过一段时间的愤怒和发泄，会慢慢地平静下来，但其心理活动却没有平息，往往存在类似"如果当时早点看病就好了"的想法。患者会与自己信任的医生商讨病情及治疗方案。这一阶段的患者非常希望自己的病情能够好转，求生的欲望增强，甚至愿意不惜一切代价治疗。

4）绝望期：在患者接受治疗的过程中，当治疗的不

良反应难以忍受、治疗的效果不佳或肿瘤复发时，面对残酷的事实，患者会表现出悲伤、沉默、忧郁、无助感及绝望感等，有的甚至不吃不喝、严重失眠。患者会想很多，如自己的婚姻、家庭、孩子、经济和工作等问题，心情会很不安，并急于安排后事。大多数患者在这个时候不愿说话，但又不愿孤独，希望多见些亲朋好友，希望得到更多人的同情和关心。

5）接受期：在经过一段时间的内心挣扎后，患者的情绪会慢慢平静下来，开始接受事实，接受疾病与治疗造成的巨大改变，接受自己的疾病或未来的死亡。此时，患者还会出现其他的心理反应，如负罪感等。由于疾病的影响，患者会因为收入减少、医疗费用高等因素背上很大的心理压力。

（二）患者及其家庭面对肿瘤时可采取的措施

1）否认期：这个阶段要特别注意，家属不可当着患者表现出难过，家属积极支持的态度可使患者得到心理上的安慰。应该用客观证据来告诉患者确实是得了肿瘤，同时也要耐心解释，现有医疗技术下病情是能够缓解的，列举成功案例告诉患者某某得了肿瘤，经过治疗后已经生活十几年没有复发。这样，患者既能接受诊断，又能有治疗的信心，从而能更好地配合治疗和护理。

2）愤怒期：患者可能表现出愤怒和暴躁，因为无法忍受疼痛而发脾气，甚至对医护人员和家属发火。这时候，家属就要更加有耐心,给予患者理解、关心和支持。要主动和患者交流,找出问题的根源,提供治疗的方法,赢得他们的信任,增强他们战胜疾病的信心。可以让患者多与乐观积极的病友聊天,病友间的沟通会更有效,也会让患者更有信心战胜疾病。

3)协议期:患者显得平静、友善、沉默不语。这时能顺从地接受治疗,要求获得舒适、周到的护理,能得到医护人员更多的关心和最好的治疗,希望能尽量延长生命。家属应尽量安慰和关心、体贴患者,医护人员会尽量为患者解除疼痛、缓解症状,使患者身心舒适。

4)绝望期:家属应给予患者更多的关心,告诉患者疾病是有治疗的可能性的,介绍具体的治疗方法,如手术、介入、化疗等,强调保持好的心情对疾病预后的好处。理解患者在病情面前可能会出现的各种心理变化,如恐惧、焦虑和情绪失控,给予患者更多的关怀和理解,并将他们的症状详细告诉医生,以便患者能接受更科学、合理的治疗。鼓励患者积极就医,并严格遵守医嘱,监督患者按时服药、配合心理治疗,帮助提高患者对治疗的依从性。同时,家属应该尽量保持积极乐观的态度,生病的人会特别在意家属是否能够全心全意地照顾他们。这种照顾不仅仅是日常的饮食起居照顾,更重要的是精神上的支持和关怀。

5)接受期:患者虽然可能会感到非常虚弱和疲惫,但他们依然希望能减少痛苦,在有生之年能够得到关怀和温暖。如果患者能承受了解病情的刺激,则应在适当的时间坦率地将病情告诉患者,以便调动患者的积极性,使他们更好地配合治疗。家属应尽量为患者营造一个良好的环境。创造一个舒适的环境,家里可以买些鲜花等,满足患者的生活需要,理解患者的痛苦,让亲友多陪伴患者。

(三)患者及其家庭如何应对肿瘤复发?

肿瘤复发、转移后,患者的心理反应类似诊断前阶段,但容易对治疗失去信心,而寻找非医学的治疗方法。患者家属感到痛苦不堪,有巨大的悲伤但不能在患者面前流露出来,还要强打精神安慰患者,内心感到心力交瘁。患者家属们不仅要处理医院的各种手续和陪伴患者接受检查治疗,还要照顾患者的日常生活。中年家属可能还要同时应对照顾孩子、老人等任务。同时,家属还需要工作以维持家庭经济,这就需要在工作和家庭间找到平衡。另外,大部分患者患病后都会带有较为悲伤、抑郁的情绪,这就意味着家属也会受影响而长期处于较为低沉的精神状态。

患者家属自身一定要有一个比较清晰的认识,所有这些负面情绪都是正常的,每个人遇到这种情况都会出现负面情绪,并非自己不够坚强。如果患者病情不是很严重,家属尽量不要包揽所有事情,而是尽量让患者自己去做一些力所能及的事情,如患者之前做的饭菜很好吃,你就告诉他好久没吃他做的饭菜了,那种味道只有他做得出来,自己和孩子都喜欢吃,让患者有存在感,不会因为自己生病了就感觉好像废人一样,这对患者和家属都有好处。如果患者家属感到自己的心理问题的确很严重,应及时寻求心理医生的帮助。

患者应该清晰地意识到家属的付出,虽然自己生病了,有许多的心理压力和负面情绪,但是请记住,家属承受的压力也很大。请尽量与家属进行沟通而不是言语上的发泄,否则可能会伤害到家人。

(四)什么是安宁疗护?

安宁疗护是一种为疾病终末期或老年患者提供身体、精神照料和人文关怀的服务,旨在控制疼痛和不适症状,提高生命质量,帮助患者舒适、安详、有尊严地离世。

(五)如何正确接纳安宁疗护?

1)充分认识到生老病死乃人之常情,作为人,有生就有死,有健康就有疾病,这是一个自然法则,谁都逃不掉。

2)当我们能够做到直面病痛甚至死亡的时候,我们的精神就会为之一振,反而增强了战胜疾病的信心和能力。

3)从生物学的角度来看,心理调节可以带动内循环系统发生变化,从而有可能改变机体结构,疾病从此有所好转也说不定。这样的临床案例屡见不鲜。